養生保健 25

意氣按穴排濁自療法

黃啟運／編著

大展出版社有限公司

自序

我從未進過醫學大門，也沒有什麼祖傳秘方，更沒有天生的特異功能。可是，與我相識的人，都知道我會治病。而且，還能治一些醫院治不好的疑難雜症。

我十六歲參加抗美援朝，艱苦的戰爭歲月，幾乎把我的身體搞垮了。到了一九六〇年已患多種疾病，經各方醫治無效，只好求救於氣功，從而逐漸康復。四年後被迫停練。直到七〇年代末期轉業到地方又練起來，一九八一年離開工作崗位潛心修練氣功。

一九八八年夏天，有位朋友傷了肋骨，需休養二、三個月。我用禪密功滌垢法胸式為其試治。沒想到，只治四次，八天後上班，照常開汽車。後來又治好了幾個病人。名聲傳開，求醫者隨著找上門來。一九八九年四月間，一名校醫嘴巴不停地微微抖動。這可把我難住了。什麼病呢？怎麼引起的？

是實證還是虛證？該瀉還是該補？用胸式還是用背式？我心裡沒底，搖搖頭說：「我治不了！」但在對方百般懇求下，才勉強答應。我想，用一般外氣療法很難奏效。

知道她搞過針灸，便先問她針灸治這種病應選哪些穴位，然後用手指點按上發氣。她覺得氣感比針刺時強烈，有時疼、脹、麻、酸……都忍受不住了。結果，只治六次嘴巴就不再顫動了。

老年顫抖症，西醫稱「帕金森氏症」，屬於世界疑難病。這個具體病例告訴我，不管什麼病，只要將外氣作用於腧穴、疏絡系統，便可更有效地促進氣血運行，達到去疾治病的目的。從此，我一方面埋頭攻讀經絡學說，閱覽針灸、點穴療法等古今醫籍、文獻、資料、雜誌。另一方面把治療各種病症的配穴、處方和特效穴點，並結合外氣療法，應用於患者身上。反覆摸索、檢驗、對比、篩選。

多年來，治癒了數百名病人，也提高了自己的診治水平。如心臟病，用手感和體感只能測出病情輕或重；實證或虛證。我用手指點、按有關腧穴，根據病氣和氣感反映，十幾分鐘就可診斷出來心律快、慢；血壓高、低；冠狀動脈硬化、心肌炎、風心病……等病症。一九九三年寫出《意氣、點穴疏導診療法》一書，因缺乏經費，未能出版。

古人講：「使人療，不若自療也。」就是說，讓別人治療，不如自己給自己治病。那麼！怎樣自療呢？吃西藥，有毒副作用，吃得越多，越吃特效藥，中毒越重。服中藥，既麻煩又見效慢。針灸，人們怕疼，有幾個願往自己身上扎針？按摩、點穴可以自療一些病症。氣功是自療的好方法。不過能練到氣沖病灶，去疾健身的程度，需花一番功夫。有的抽不出那麼多時間，或者堅持不下去。再說對一些急症及臨時性的疾患又是遠水不解近渴。

過去，我為人施治，同時也教給患者自療方法。這是一種以自己的意念，引導真氣，通過按壓腧穴，及直接從病區或順經脈向體外排出濁氣，來進行自我調整、自我修補、自我康復的自療方法。它具有醫療氣功的行氣療法與穴位療法兩者之長處。一方面能充分發揮腧穴、經絡的治病作用，增強引氣攻病的效能；另一方面以意引氣、氣到病除，提高點穴療法的療效，並擴大其適用範圍。凡是能經常堅持者，均取得滿意的療效。

有的立竿見影，如：頭痛、暈車、失眠、心律不齊、心絞痛、咽喉腫痛、嘔吐，便秘等等。有的重症或器質性病變的患者，堅持自療三～五個月，都有明顯的好轉。如：冠狀動脈硬化、心肌梗塞、腦血管疾患、糖尿病、胃、十二指腸潰瘍、肝、膽病、婦科病等。

此法的受益者和許多病人紛紛要求我將它傳授出來。我便寫成《意氣、按穴排濁自療法》一書。希望世上衆多的患者用它來自我解除病痛的困擾，成為一個健康、快樂的人。

因水平有限，難免有錯誤和不當之處，務請大家多多指教。

只要你信它，
即使你對醫學一竅不通，
也可成爲「手到病除」的良醫。
只要你用它，
健康就掌握在你自己手中，
病魔便會屈服在你的腳下。

目錄

第一章　概說

第二章　各　論

第一章 概 說

一、意氣、按穴排濁自療法為什麼靈驗？

常言道：「人吃五穀雜糧，哪有不生病的！」是啊！誰都願活得健康、快樂。然而，一輩子身心不出毛病的能有幾個？據有關方面統計大約七十%的人是不健康的。

得了病，上醫院，免不了要量體溫、測血壓、驗便、驗血；有的還要做心電圖，透X光，照B超……經過好一番折騰，才可開藥，或進行化療、理療，或動手術。有的患者被病魔折磨得面黃肌瘦，痛苦難忍。可是查過來，查過去，還查不出什麼病來。這還不算，你可知道西藥是種化學物質，含有毒性，在殺死菌的同時，也會帶給你毒副作用，越是特效藥，其危害性越大。多用、濫用可致毒，又可引起新的疾病。有些人依賴藥、誤於藥、而死於藥物治療無效的疾病中。

據衛生部藥物不良反應監察中心報告，全國每年因藥物不良反應住院者達二百五十萬，其中嚴重者五十萬，致死者十九·二萬人。有的疾病，本來用其它療法可以醫治。但是，一刀下去，病切除了，卻落得個終生殘疾。

另外有的病人因生活困難，還有的受醫療條件限制，得不到及時醫治，只好硬挺。也許僥倖挺過去，也許病情惡化，發展到不可救藥的地步。

看來，如果有一種不找醫生，不打針吃藥，不用任何醫療器械，病人隨時隨地能爲自己解除症狀，治癒疾病的療法，肯定會受到廣大群衆歡迎和接受的。

《意氣、按穴排濁自療法》是以意領氣，通過按壓腧穴，及直接從病位，或順經脈向體外排除濁氣，進行自我調整、自我修補、自我康復的自療方法。此法，雖然一看就懂，一學就會，人人都能掌握。但是，切莫小瞧它的醫療價值。它對許多症狀和疾患，可以達到「手到病除」，立竿見影的效果。即使對中、西醫束手無策的一些疑難雜症，也能取得意想不到的奇效。

此法，一用就靈，是因爲它的根，深扎在中國傳統醫學的沃土之中。中醫理論是數千年來中華民族與疾病鬥爭的智慧結晶。其基礎和核心是氣化論和經絡學說，號稱中醫學兩大支柱。儘管現代科學還遠未能揭開它的奧秘，但中醫治病的神奇效能，已被國際所公認，稱讚爲「東方魔醫」。

「氣者，人之根本也。」古人早已認識到，氣是構成人體精微的物質能量，稱爲眞氣。在古典書籍上用炁來表示。就其意義來講，炁上的無字，表示無形無象之意，而下面的四點「灬」則表示火的意思。總起來說是無形無象的能量。不是指口鼻呼吸的氣。「眞，身也。」眞氣可以理解爲自身之氣，或者講是人體自身生命活動的能量。

眞氣來自天氣（自然之氣）和五穀之氣，通過體經絡系統在五臟六腑，四肢百骸，頭、面、胸、背以及數以百計的肌肉組織構成的有機體中流轉，營養機體、溫煦臟腑、充實肌膚、抗禦外邪、維持正常的生命活動。人與眞氣的關係，如魚水關係。魚有水則活，無水則死；人有氣則活，無氣則亡。眞氣充足，身體健康；眞氣不足，身體衰弱。

西醫與中醫從理論基礎到診治手段，各有各自的一套。兩者截然不同。現代西醫研究水平，還限於低層次分子階段。由於顯微鏡看不著氣，解剖也找不到經絡，因此，它們只承認構成人體的最小單位是細胞。

人體組成只有運動、循環、消化、呼吸等七個系統。人類致病的原因，是病毒細菌侵入肌體引起的。治療手段主要是用抗菌素，消除病毒細菌或阻止其生長，蔓延。如果抵制不住，病情惡化，最後一招就是動手術，割除了事。

中醫認爲人體生病是由於內傷七情：喜、怒、憂、思、悲、恐、驚。外感六淫：風、火、暑、燥、寒，而使機體的陰陽失去平衡，臟腑氣機失調，經絡血脈不暢通所造成。「諸痛皆因於氣，百病皆生於氣。」正氣不足，邪氣就會乘虛而入。這正如《內經》所說：「正氣存內，邪不可干。」「邪之所湊，其氣必虛。」所以中醫診治眼於氣。從氣上下手。即扶植正氣。補其不足；與驅除邪氣，瀉其有餘的兩個相反方面進行施治。而穴位療法是有效地扶正袪邪的醫療手段。

經絡是進行眞氣的通道。經是直行的幹線，絡是橫行的分支。腧穴是體表與經絡、臟腑相連通的點。是氣血流注之處，遍布全身。僅十四經脈內的穴位就有三百六十一個，經外奇穴還有五百八十八個，共計八百四十九個。還有無具體名稱、無固定位置，稱「阿是穴」或「天應穴」。一般治病常用的約一、二百個。

腧穴是人體與宇宙（天、地、萬物）交換信息能量的收發站。外環境的邪氣從此侵入。通過經絡直達臟腑、部位。反過來臟腑、部位發生的病變也同樣通過經絡反映到腧穴上來。每個腧穴都有防病、治病的作用。

(1)、一般的腧穴即能治該穴所在部位及鄰近組織、器官的局部病症。又能治本經循行所及的遠端的臟腑、器官、部位病症。如足三里，日本醫稱：「長壽穴」，前蘇聯醫家稱：「健康穴」。可治腿腫、膝病。此穴屬陰陽胃經，又可治胃病，消化不良、腹脹、腹瀉、腹痛、噁心、嘔吐。並且對人體防衛，免疫等方面都具有很大作用。

(2)、有的腧穴一穴多用。如合谷穴，稱「萬能穴」。能治頭面上諸症：前頭痛、齒痛、目赤腫痛、耳疾、鼻塞、鼻衄、口舌生瘍、咽喉腫痛、面神經麻痹、上肢關節痛、指攣背痛、半身不遂、頸椎病、脊強、滯產、神經衰弱、蕁麻疹、腹痛、泄瀉、腸炎、痢疾、便秘、外感發熱等。還具有補虛瀉實的功能：邪實無汗，可發汗；正虛多汗，可止汗。

(3)、有的腧穴，對機體的不同狀態，可起雙向良性調節作用。如大椎穴：體溫高者可降溫；體溫低者可升溫。自汗多者，可固表斂汗；高溫毛孔閉塞者，可開啓毛孔，使之發汗。內關穴：可使心速過緩，恢復正常；心速過快，減慢下來。天樞穴：既治腸瀉又治便秘。

(4)、還有逐漸被發現的特效穴位。如新大郄穴，是癌症的反應點，又是治癌的有效穴。脊中，既是糖尿病的反應點，又是治糖尿病的有效穴。

無論哪條經絡，哪具臟腑，哪個部位出了毛病，不管採用什麼手段，只要對有關腧穴加以適量的刺激，便可取得明顯的治癒效果。可以說，腧穴是祛疾治病的主要施術之處。

通過腧穴治病的歷史，比任何醫療手段都悠久，早在五千年前遠古的時代，我們的祖先就用砭石（灼熱的石針）刺激患部，消除病痛。經過數千年發展，形成用針刺、艾灸、點穴、按摩，現代又用電熱針，注射中、西藥，離子導入，激光針等穴位療法。

穴位療法屬於物理性醫療手段。針刺不是直接補正氣、瀉邪氣。而是在得氣的基礎上，還用提插法、迎隨法、捻轉法、燒山火、透天涼等一系列手法，使機體內的病理反應向好的方面轉化。凡有利於促使患者恢復正氣的，就是補法。有利於疏泄病邪，使亢進的機能恢復正常的爲瀉法。再者，按摩、點穴療法，或自我點按也稱指針術是靠指力，採用點、按、揉、掐、叩等手法來控制刺激量，作用於腧穴，以疏通經格，加速氣血運行，平衡陰陽，調整臟腑虛實，達到保健祛病的目的。

《意氣、按穴排濁自療法》雖然同樣也是發揮腧穴，經絡作用來治病的，但它不同於一般的穴位療法，而主要強調適用意念，以意領氣，來調整自身內氣，汲取宇宙元氣，充實眞氣，排除濁氣而取得療效的。因此，運用此法治病，首先要明確意念對人體健康和疾病所起的重要作用。

西醫認為癌症是可怕的。因爲「原因療法」無法阻止癌細胞擴散。患了癌症等於判了死刑。可是從氣的角度講，癌症並不是絕症。它也不外乎正氣衰弱，邪氣猖獗而已。練氣功、服中藥，用穴位療法，扶正袪邪，不是不可治癒的。

所以有人說：「癌症患者死亡原因一個是藥物中毒，另一個嚇死的。」現實中可以見到，有人身體出現異常反應，並不理會。一旦確診是癌症，便很快倒下，再也爬不起來。這種人往往知道癌症的厲害，絕望使他們精神崩潰了。惡性的心理刺激，促進癌症細胞迅速擴展開來，再有效的療法也無濟於事了。

另外，還有一種癌症患者並不聽邪，持以樂觀態度，抱定必勝信心與癌症抗爭，積極配合各種療法，照樣活了下來。由此可見，意念既可讓人生病，也能使人恢復健康；既可加重病情，加速死亡，也可減輕病情，把垂死的人，從死亡線上拉回來。

據世界衛生組織調查，目前由於心理精神，社會因素引起的疾病佔總發病率五十～八十％，這些因心理反應過激引起的「心身病」靠抗菌素不頂用。所以，過去以生物學爲理論基礎的現代西醫，也認識到了心理誘導對人身心的重大影響，不得不從消除心理障礙入手治病了。數十年來西方出現了「心理療法」，「暗示療法」「心理肌肉操」，最近美國醫學研究人員讓癌症患者放鬆，想像：「有一群白細胞進入患病處，攻打癌細胞。」或安靜地假設：「正在接受化療或放療，射線和藥物正在破壞和消滅癌細胞。」這種「靜默療法」也取得了明顯療效。

當然，這一切他們還是按照西醫那一套理論知識進行解釋的。但是，心理暗示療法有一個出名的實驗例子：被試者處於被催眠狀態，把一枚常溫硬幣放在他腿上，而後暗示這是一枚燒紅的鋼幣。結果，這個人腿上出現了二度燒傷。對此，從西醫觀點出發就難以做出令人滿意的回答。然而，用中醫氣化理論，就可完全講通。「氣緣心生，猶如內想大火，久之覺熱；內想大水，久之覺寒」（《文始眞經》）。這足以說明，意念主宰氣，氣按意念「大火」或「大水」的指令，而發揮其效能，產生「熱」或「寒」。

上述那個例子，也是同樣的道理，被試者大腦細胞基本被抑制住，其他的雜念都消失了。唯有「燒傷」的意念，指使氣在大腿上發揮效能，造成二度燒傷。

像煙往高處升，水往低處流一樣，眞氣（正氣，元氣，清氣，浩然之氣）或邪氣（濁氣，病氣）都受思維調整、控制，跟著意念走的。概括起來說：「意領氣行，意到氣到，氣到生效。」不要把運用意念看作難事，當你胃痛難忍，相信此法可爲自己解除病痛之苦，打開此書，翻到治胃病一頁，讀懂正文，照插圖，查找自己身上的穴位，這一系列活動都是在思想支配下進行的。這完全可說你已在運用意念了。進一步講，以意引氣也比較容易。請來試一試。

把手抬起來，你略微想一下：「十指酸、麻、脹。」再細心體察。過一會兒，快者幾秒鐘，慢者一、二分鐘，手指就會出現酸、麻、脹的感覺。這裡「想一下」可以說是加個意念。手指隨著你的意念而出現的種種感覺，這就是氣感或稱氣效應。

古代醫療氣功書籍裡把意、氣、病三者之間的關係講得清清楚楚。「意者氣之使，意有所到則氣到。每體不安處，則微閉氣，以意引氣到疾所而處之，必瘥。」（《雞峰普濟方》）還有：「凡行氣欲除百病，隨所在作念之。頭痛念頭，足痛念足，和氣往攻之，從時至時，便自消矣。」（《道藏・養性延命錄》）這裡的意思是，哪兒出了毛病，就以意引氣，反覆攻病邪，病痛便自行消除。《意氣、按穴排濁自療法》同樣強調以意引氣，不同之處，不是引氣直接至病變之處，而是意念全身氣先聚於手指，而後注入腧穴，疏通經絡，並源源不斷布入病所，補虛瀉實，改善病態症狀。

另外還有將濁氣引出體外的記載。「每行氣，心心念送之，從腳趾頭使氣出。」（《養生導引法》）又有：「念氣從十趾出，久自覺氣通手足，行之不止，身日輕強，氣脈柔和，榮衛調暢。」可見，不僅以意可將濁氣驅除體外，還有疏通經絡，促進新陳代謝作用。《意氣、按穴排濁自療法》在以意引氣的同時，還要以手助意，用手指從病所往出抓病氣。用手掌順經脈疏導病氣，將有害的病態氣息從身上排泄走。

運用意念既能調動內氣運行，也能使人更多地汲取宇宙元氣（宇宙萬有能）。古人認爲天、地、人、萬物都由一氣（精微物質）生成。它們之間緊密聯在一起，同氣相求，息息相通。人所以能生存下去，不只靠呼吸器官（鼻，氣管，肺部）吸入氧氣，呼出二氧化碳，更重要的像嬰兒吸吮母汁一樣，不管有意還是無意，每時每刻都從宇宙中納入元氣，轉化爲內氣，滋養機體，補充虧損，維持正常生命活動。

我們知道地下蘊藏著石油，煤炭等豐富的能量。我們還應該知道天空，那裡是個取之不盡，用之不竭的宇宙萬有能（氣）的寶庫。練功者爲了增強功力，儲存能量，開發特異功能，達到天人合一境界，用各種採納方法，大量攝取自然界之精華。採集天、地、日、月、星辰、山川、河流、樹木、花草之氣。

《意氣、按穴排濁自療法》對採氣的層次並不要求那樣高，只要加強意念，有意識地爭取多獲得一些宇宙能量，充實體內眞氣，便可提高療效，縮短療程。

做法也沒有什麼複雜的，當你的手指按在穴位上，隨著深長吸氣，意想白色宇宙元氣從四面八方聚攏過來，從全身毛孔進入體內，而後深長呼氣，意想宇宙元氣順手指注入腧穴，經過經絡直達病所。這裡的一呼一吸是起助意作用的，不是指吸氧氣，排二氧化碳。

只要你靜下心來，按此法做下去，你便能體察到，病區處氣感會明顯增強。

綜上所述，《意氣、按穴排濁自療法》是以「意領氣」爲魂，以腧穴、經絡爲體，醫療氣功的行氣療法與穴位療法兩結合的自療方法。它一方面能充分發揮腧穴、經絡的治病作用，增強引氣攻病的效能。另一方面，又能以意引氣，氣到病除，提高點穴療法的療效，並擴大其適用範圍。

此法的功效：對虛證、正氣虧損者，輸入正氣，可溫經散寒；對實證，邪氣猖盛者，排泄病氣，可退燒，鎮靜，祛除實熱；對經絡閉塞，氣滯血瘀者，可疏通經絡，解鬱通滯（消滯散瘀）。使體內氣機升、降、出、入重新暢通無阻，加速氣血運行。「氣血流通，百病無蹤。」

二、意氣、按穴排濁自療法有哪些特點和長處？

㈠簡便、易行、療效好，見效快

多數人輕重程度不同地患有頭痛、頭昏、疲倦、失眠、心慌、心悸、高血壓、風濕症、腰腿通、性慾減退、食慾不振、腹瀉、便秘等病症。吃藥、打針，症狀一時緩解或消失，過後又免不了再犯病。不治吧，痛楚難耐；總去醫院，又未免太麻煩。

《意氣、按穴排濁自療法》無論是躺在床上，還是走路、乘車、乘船、坐飛機；無論是開會、談話、看戲、看電視、看電影，還是上商店、溜大街、逛公園，在任何場合下，只須按上病穴，都可以隨時隨地為自己解除病痛困擾。

如：暈車、暈船、暈飛機。乘坐現代化交通工具，幾經顛簸，有的人便頭暈眼花，出冷汗，心慌，噁心，嘔吐，服什麼藥也不頂用。但是，只要你按壓兩手上的魚際穴，一切不適症狀很快就消除了。因為此症和耳內控制平衡的三半規管有關。影響三半規管的是在前臂通過拇指側橈骨神經。魚際穴位於拇指根部最敏感，而鼓起來的中心部位。只要刺激它，就可以使三半規管恢復平衡。

另外，此症和遺傳有關，主要還是因恐懼心理造成的。先解除緊張情緒，放鬆一下。再按腿上築賓穴，調整腎機能，也可消除暈車的感覺。

再如：便秘。年老、體弱、實火、高血壓者常患此症。雖不算什麼大病卻弄得人很難受，還會產生雀斑、皮膚變粗糙、影響食慾。也會形成肩脖僵硬、暈眩、焦躁不安、冷虛或痔瘡。常吃瀉藥對身體不利。如果上廁所時，你按小臂上的支溝穴，此穴能開鬱行氣，通腸腑，能加速腸子蠕動，就會順利地排便。習慣性便秘者，睡前和起床後，按足上的內庭穴，腹部的天樞穴，還有自古以來就是治便秘的有效穴道，大巨穴。尤其女性，特別要注意左邊的大巨穴，此穴對廢血（經血）所引起的便秘，尤見奇效。

㈡治療及時，並能有效地防止病情發展、惡化

俗語說：「小洞不補，大洞受苦。」不管哪裡一出現自覺症狀：不適、難受或疼痛，立即按此法自療。就是說病魔剛一露頭，就可將它消滅在胚胎之中。

如：感冒。雖說是小病，但它卻是「萬病之源」。因它降低人的抵抗力，很可能釀成大病、重病，常見是合併肺炎。到那時治起來就麻煩了。感冒初起，鼻子不通，打噴嚏，咳嗽，頭痛腦熱，馬上按脖根下，兩側風門穴。外邪（風寒）是通過此穴侵入體內，而後積聚在風池，又轉風府，直至腦後，進入頸部，或侵入咽喉、氣管、肺臟。所以還要按風府、風池兩穴。就可基本控制住病情。另外對感冒的各種症狀，都可以隨症取穴治療。堅持按穴，兩三天便可治癒。因感冒可能引起的其它的病狀，也不會發生了。

疾病一般是由表及裡，先輕後重，而發展到不可救藥的地步。用此法趁輕自療，就可以收到事半功倍的效果。

㈢急則治標，緩則治本

此法既可消除急性症狀，又可使臟腑的慢性症從根本上得到治療。

如：心律失常。有的人因精神、、情緒、疲勞、酗酒；有的人因心臟器質性病變：冠心病、風濕性心藏病、心肌炎、心肌瘤及甲狀腺機能亢進等引起的心跳過快，過慢，或不規則。重患者還出現心悸、氣短、胸悶、胸痞、頭暈、噁心、心絞痛。服西藥當時可緩解症狀，但並未根除，一旦在內外因條件作用下，病情還會加重。

用此法，完全可以使心律平穩下來。

心跳過快，呼吸困難。按小臂上的郄門穴。此穴將影響到調整心臟跳動的延髓。再按胸部的膻中穴、巨闕穴。能使心跳馬上減慢下來。心跳過慢，按通裡穴、內關穴。心臟跳動便會加快起來。

按這幾個穴位，不僅能很快地消除症狀，緩解病情，更重要的是還能疏通心經和心包經，促進氣血運行，如果經常堅持按壓下去，就能使器質性病變得到修補和恢復，可以從根本上改善心臟功能。

㈣既治主要疾病，同時次要病症和隱患也會相應地得到治療

此法屬於整體療法。施治時雖針對某一種病症，但由於強調意氣，并通過經絡作用。因此，可以調節身體各部功能，使之擺脫病理狀態。

當你按某個腧穴、治療某種疾病的時候，忽而在身體其他地方也出現了痛、麻、脹等氣

感。這表明那兒也有毛病，並隨著減輕或治癒。其原因涉及到臟腑、表裡關係等複雜的中醫理論及經絡學說問題。這些不屬本書所講的範圍，不去管它。你只知道此法，可以一舉兩得，或數得就行了。

(五)無副作用，絕不會引起其他疾病。

西醫治標，根據不同病症，對症下藥。「頭痛治頭，腳痛治腳。」高血壓吃降壓藥；發高燒吃退燒藥；失眠吃安眠藥；心力衰竭吃救心丸；疼痛難忍吃止痛藥。其結果，不僅未能調動體內的抗病因素，而且還會降低人體的自然自癒能力。很容易導致癌變、腦出血、心臟器質性病變。此法是通過補充正氣、排泄病氣、達到袪疾治病目的，不必有任何後顧之憂。

施術時，思想須集中。不集中，穴位找得準不準，只是療效好與差的問題，不會給機體帶來絲毫危害。用錯藥，輕者中毒，重者危及生命。按錯穴，只是沒有病氣反應而已，再調換一個就行了。

這裡說明一點，用此法自療，有時出冷汗、心慌、呼吸困難、發冷發熱、面色蒼白、噁心，有的自覺病情加重，有的過去的舊病復發。這些都屬於退病現象，往往出現退病現象的患者，療效更好一些。

㈥行之有效的驗方，廣泛收集的特效穴點

《意氣、按穴排濁自療法》選用的腧穴驗方出自：⑴現代各種針灸書籍，醫學刊物和資料、文獻。⑵古代珍本、秘本點穴術。如乾龍門、武當門、風陽門、鷹爪門等點穴秘法和少林點穴秘傳訣。⑶國外：美國《奇異的中國自我指壓術》。日本《特效點穴祛病健身術》。高麗手針術等。通過對比，反覆實踐，篩選出來的。可以說是驗之有證，行之有效。尤其是側重收集了那些一穴治一病，立即奏效的特效穴點。

三、意氣、按穴排濁自療施術方法

㈠對號入座，找準穴位

經醫生確診患的是什麼病症。如胃炎、心肌炎、肺結核、膽結石。。或者不知病名，根據自覺症狀，感到那兒不舒服、疼痛、難受。如胃痛，心區發悶，呼吸困難，咳嗽，肋間疼痛。都可按此法進行自療。本書對每種病症，開頭都簡要介紹症狀、病因，有的還講清病證。首先要讀懂正文，與自己病症和症狀對照一下，如果大致相符，而後看明白插圖。便可

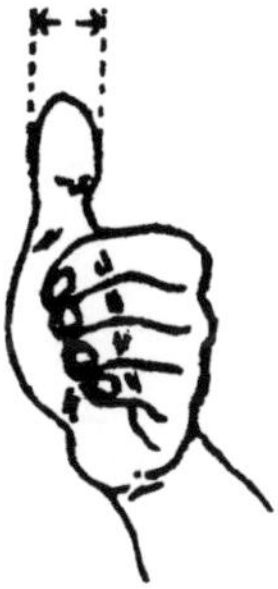

圖1－1

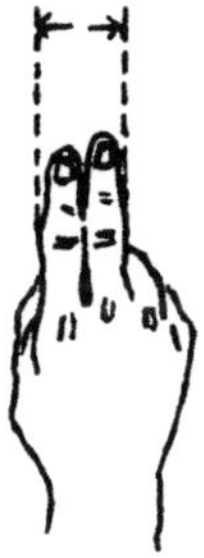

圖1－2

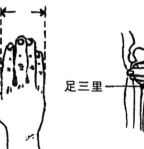

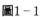

圖1－3

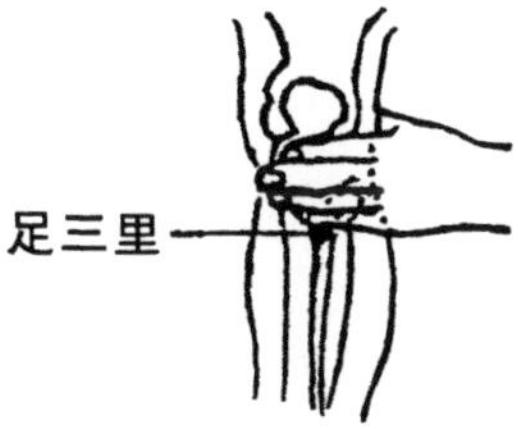

圖1－4

按圖上的標記，在自己身上尋找穴位。

簡易定穴方法

(1)手指比量法

拇指指關節橫量相當一寸。（圖1—1）

食、中指關節橫量相當二寸。（圖1—2）

四指指關節相關，橫量相當三寸，或稱一夫法（圖1—3）

足三里：外膝眼直下四橫指（三寸）。（圖1—4）

如：太陽：在眉梢和外眼角，向後一橫指（一寸）的陷窩處（圖1—5）。

(2)利用自然標誌法

固定標誌：是指利用五官、毛髮、爪甲、乳頭、臍眼及骨節凸起和凹陷、肌肉隆起等作爲取穴標誌。如鼻炎取素）髎穴（圖23）。兩眉之間取印堂穴（圖1）。臍眼旁開二寸取天樞穴（圖62）。

腰背以脊柱爲標準，與兩肩頭相平的是大椎（第七頸椎

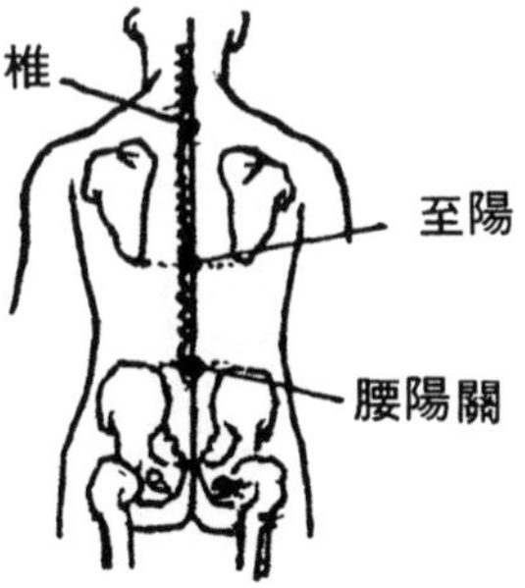

圖1－6

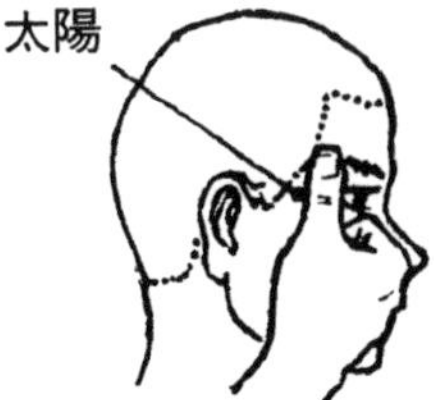

圖1－5

下）。兩胛骨下角相平的是至陽穴（第七胸椎棘突下）。髖骨最高點平行的是腰陽關穴（第四腰椎棘突下）（圖1－6）。

活動標誌：利用關節、肌肉、皮膚隨人體活動姿勢改變出現的孔隙、凹陷、皺紋等作爲取穴定位標誌。如聽宮穴（圖64）。曲池（圖16）。肩髃（圖35）。

(3)簡便取穴法。如勞宮穴（圖70）。章門穴（圖72）。

按以上方法取穴後，先試點一下，感覺不明顯時，可在小範圍內上下左右緩緩移動，直至觸及到有異常反應的那一點（刺痛、酸脹、舒適），才算找準穴位。如果同時要按幾個穴，可用圓珠筆做上記號，再查找下一個穴位。

㈡按穴調氣，扶正祛邪

1. 病氣與氣感（效應）

當你開始按壓某個腧穴感到異常疼痛時，這表明和它有關的那條經絡，或那具臟腑，或那個部位出了毛病。可以說這種難忍的病痛就是病氣反應。一般來講，病情越重，病氣越強，痛得越厲害。但是，由於腧穴所在位置不同，反應強弱也有區別。如：胸、腹上直接反應臟腑變化的募穴比後背上反應慢性病的腧穴痛得重。痛得更重的是在經脈氣血曲折匯聚孔隙，反應急性病症的郄穴。如：胃炎。按中脘穴（腹部、募穴），比胃俞（背部、腧穴）痛得厲害。而按梁丘（大腿上，郄穴）痛得更厲害。

繼續按壓並加上意念，除疼痛之外，還會產生脹、酸、麻、冷、熱等感覺。有的向四周放射；有的腹內咕咕響；有的腦袋裡竄痛一陣；有的肌肉跳幾下。這就是氣感，或稱氣效應。針刺療法稱得氣。如：肝炎。當你按壓肝炎點，或太衝等穴時，不僅穴位上有反應，距離較遠的肝區也會疼痛、發脹。

這表明調動起來的眞氣通過肝經，疏通肝臟滯瘀，瀉泄盛邪而引起氣感反應（效應）。氣功療法稱氣沖病灶。這種反應，有時強些，有時弱些；有時是這種反應，有時又是那種反應。

應該說反應越強，療效越會好一些。不過，也不是絕對的，因爲氣效應除和你當時思想是否集中、穴位按得準有關外，還和本身素質、經絡敏感程度、病情等有關。所以自療時不要一味追求當時的氣感，主要還看術後療效。

2. 按穴方法及按壓程度

按穴手法可分三種：

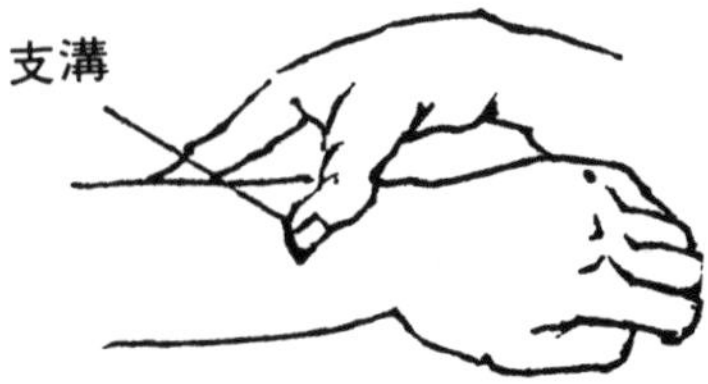

圖1－7

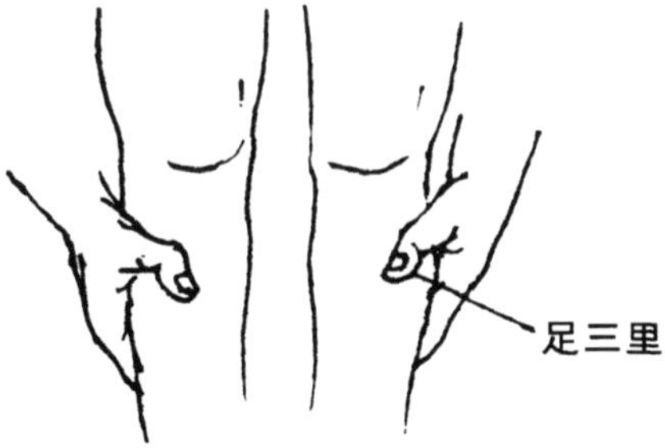

圖1－8

(1)按壓：手指放在穴位上，逐漸向下著力。

(2)按揉：手指按在穴位上，向右，或向左旋轉。

(3)按點：手指按在穴位上，輕輕振顫。

穴位的分佈特點：在頭、頸項和軀幹的前後正中線上是單穴（一名一穴）。胸，腹，四肢上是雙穴（同名穴）。

全身大部分穴位自己手指完全可觸及到。一手從肩頭探下去，可達第五節脊柱兩側心俞穴，兩手翻至背後往上，中指可按到肝俞。少數按不到的穴位，，可以用其他腧穴代替。

上肢（手、臂）上的穴位只能交替按壓。其餘部位上的同名穴大多數可以兩手同時按壓。根據病症、部位，有時用一指，有時用兩指，四指或六指同時按壓。

其方法如下：

(1)臂上穴位：一手拇指按另側支溝穴（圖1—7）。

(2)腿上穴位：兩手拇指按足三里（圖1—8）。

(3)頭上穴位：一手拇、食指扣按風池，另一手拇指按百會（圖1—9）。

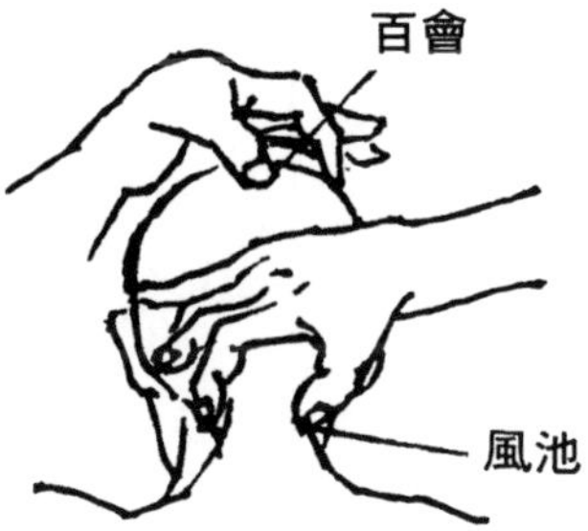

圖1－9

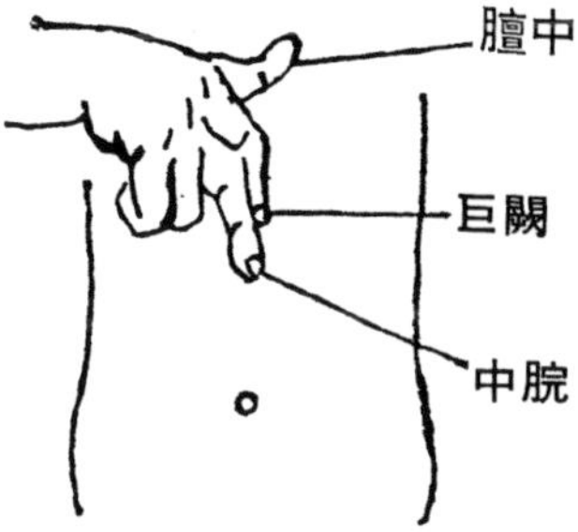

圖1－10

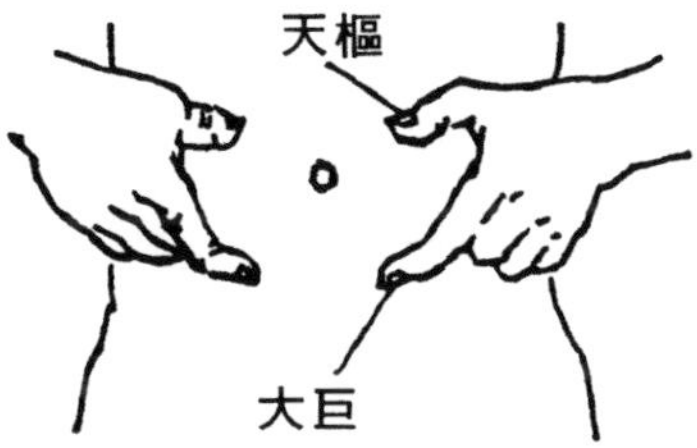

圖1－11

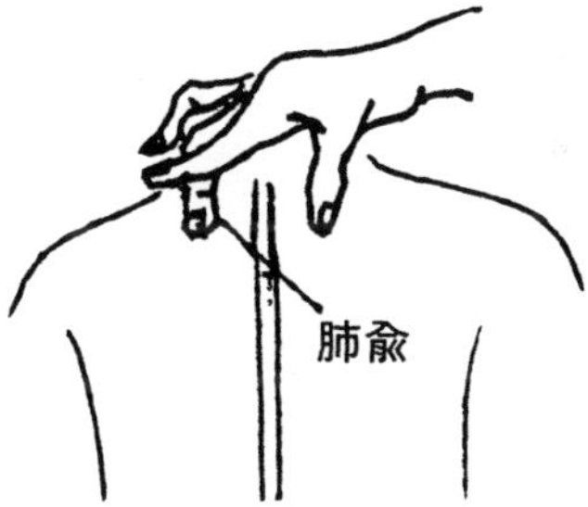

圖1－12

(4)胸腹上穴位：拇指按膻中，食指扣按巨闕，中指扣按中脘(圖1—10)。

(5)腹上穴位：兩手拇指按天樞，食指扣按大巨。(圖1—11)。

(6)脊柱上端兩側穴位：一手從肩頭探下去，中指交替按壓肺俞（圖1—12）。

(7)脊柱下端兩側穴位：兩手翻至背後，拇指按胃俞(圖1—13)。

兩側的同名穴的病氣反應不同。應當一個重，一個輕。如果沒有區別，表明此穴並非病穴，沒有治療價值，應當換穴。

對每個病穴，都必須按到病氣和氣感基本消失為止。大約需三～五分鐘。從表面上看針刺使人生畏。其實

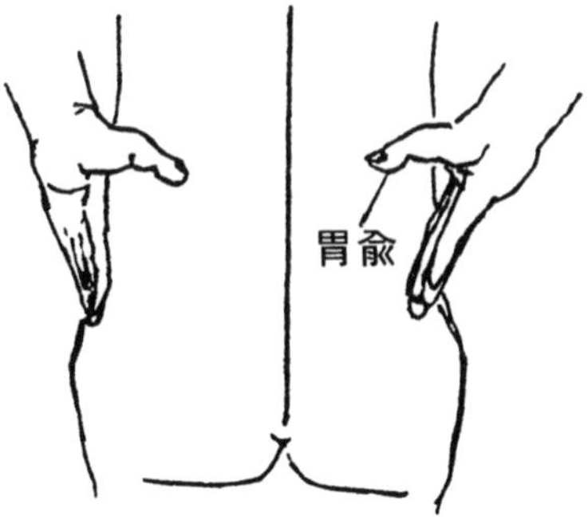

圖1－13

手指按壓病穴產生的痛苦更令人難以忍受。開始用力輕點。適應後，再加重、加深、加意念一直按下去，不可半途而止，這樣才會取得滿意的療效。正如燒開水一樣，只有煮沸，才可飲用。

3. 辨證施治與雙向調節

中醫講辨證施治：寒者熱之，熱者寒之，虛者補之，實者瀉之。針刺是採用各種不同手法來達到補，瀉目的。氣功是直接調動和充實眞氣來治病的，不管是內傷七情，還是外感六淫。或者說是何種細菌病毒侵入肌體，引起疾病。也不分五臟六腑，四肢百骸，還是什麼系統出了毛病。「正氣布訖，邪氣自退也」（《嵩山太無生生氣經卷上》）。只要正氣攻上去，便可自行補虛、瀉實進行雙向調節。可以說眞氣是萬靈藥。

《意氣、按穴排濁自療法》既可辨證施治，又可雙向調節。在施術時強調兩者密切結合。

4. 辨證施治要加深意念

(1)按壓補，瀉法：按壓病穴，既能診出是實證，還是虛證；又能達到補虛、瀉實的治療目的。當手指按在病穴上，感到刺痛難忍，不顧往下按，這是實證（邪氣亢盛）。應該由輕到重，由淺入深，逐漸著力。直到疼痛與氣感緩解、消失為止，為瀉。（瀉火退熱，祛除經絡、臟腑、部位的實熱）。反之，若感到舒適，喜按，或一觸則痛，痛感馬上消失。是虛證（正氣不足），應該輕壓，緩按，可補氣、溫經、散經、為補。

⑵旋轉補，瀉法：腧穴是人體與大自然（宇宙）的信息，能量交換口。據說氣是沿著順時針和逆時針交替快速旋轉的。順時針往體內吸氣，逆時針向體外排氣。手指按壓反應虛證（喜按）的腧穴，順時針旋轉，以加快轉速，能更多的吸收元氣，為補。反之，按壓反應實證（刺痛）的腧穴。逆時針旋動，加快濁氣向體外排除，為瀉。

⑶平補平瀉法：病證往往復合出現。虛中有實，實中有虛，如：脾胃虛弱的人，常見食滯，此為虛中夾實。脾胃虛寒之人，又感風寒就成表實裡虛。或者虛實不明、互相轉化、難以辨別。對這種病症，應先順時針旋動，再反過來逆時針旋動，既補又瀉。

在按壓或旋動以力的作用於腧穴的同時，要加深意念。如：對實證。牙齒腫痛（實火牙疼）。在著力按壓合谷穴，或手指在合谷穴上逆時針旋動的同時，反覆默念：「消炎，止痛」；或者意想指尖有涼水涓涓注入穴中。對虛證，胃虛寒。

手指輕壓或順時針旋動中脘、足三里等穴時，反覆默念：「溫煦，補氣」。或者意想指尖有火球滾動，熱氣源源輸入穴內。這樣，強調運用意念，更會增強補、瀉效能。

5. 雙向調節要配合各種手法

(1)調整全身眞氣法

手指按壓臉穴。排除雜念，聚精會神，深吸一口氣，意想將全身眞氣引過來，集於手指。而後，隨著長呼一口氣，意想眞氣注入病穴。這樣，眞氣便會通過經絡，直達病臟或病位。

(2)汲取宇宙元氣法

手指按在病穴上，一邊緩緩吸氣，一邊意想天、地、萬物的元氣，源源不斷從四面八方聚攏過來，從全身毛孔滲入體內。而後，一邊長呼氣，一邊意想宇宙元氣聚於手指，布入臉穴，通過經絡，直達病臟或病位。

(3)一字咒增量法

爲了增強氣量（氣效應），提高療效。可使用咒語。禪密功陰陽合氣法（人部）中的一字咒——A字音，歷來口傳。爲便於書本傳授，只好借用英文字母「A」字。發言時不是用聲帶、舌、齒、唇等發言器官。而是用氣流震動整個喉管。不發出聲音，所以稱暗咒。

手指按穴，不時默念「A」（在平，上，去，入四聲中，細心體察覺得讀到那個音時，氣感明顯增強，要把這個音記住，記熟。）

不管是調動內氣，還是外氣內收，還是默念「A」字。都可起到「補其不足，瀉其有餘」的雙向調節作用。同時，手指也要做壓、揉、點動作，以增強力的刺激作用，更會取得滿意的療效。

㈢手抓病氣，順經排濁

用手指從病臟，病位，病穴往出抓病氣和用手掌隔空，從四肢，或從頭至腳，向體外疏導病氣是氣功治病的兩種基本方法。前者稱：「神仙一把抓。」後者稱：「佛手回春」。

為人治療，施術者必須具有一定的功能。而用於自身，又是另一碼事了。只要患者，靜下心來，意念病氣向體外排出，再以手指或手掌幫助導引，並配合呼吸完全可以將濁氣排除體外，達到祛病的目的。

1.用手指從病區往出抓病氣

手指略彎曲，距病臟、病位、病穴、手指尖或腳趾尖、手心或腳心大約三～五寸左右，繞幾圈。意想將黑色病氣聚一起，再如扯線一般緩緩向外拽出。而後彈彈手指將病氣抖掉。往返數次，該處就會有涼氣隨手瀉出來。或者產生熱（手心多見）、麻、脹、跳、痛等氣感。這表明病氣已向體外排除。過一會兒，症狀便可緩解，病情也會減輕。

此法，對風濕，外傷感染，各類炎症，腫瘤等有奇效。如：膝蓋風濕、腫痛、行走困難。先用拇指和食指扣按兩膝眼。而後用手指一把一把地往外抓病氣。抓幾下就會有涼嗖嗖的感覺，反覆多次，疼痛便可減輕或消失。

2.用手掌順經脈向體外排濁氣

人體中十四條經脈（十二正經及任督二脈）是眞氣進行的主要通道。也是邪氣侵入或向外排濁氣的幹線。

⑴手三陰經（心、心包、肺），從胸經臂內側走指。心肺有病，可順此三條經脈往下疏導。

如：心臟病。左臂略抬起，伸直、手心向右上方。右手掌距心區三～五寸左右，繞幾圈，意想將黑色病氣聚在一起，再順左臂內側從上向下疏導：大臂—小臂—手心—指尖。而後抖手將病氣甩入地下。往返數次（圖1—14）。

⑵手三陽經（大腸、小腸、三焦）。從手指經臂外側走頭。頭部有病，從頭順此三條經脈往下疏導。

如：頭痛、牙痛、咽喉腫痛、鼻炎等。手掌距患處三～五寸左右，繞幾圈，意想將黑色病氣聚一起，而後從另一臂肩頭向下疏導：大臂—小臂手背—指尖。而後抖手將病氣甩入地下，往返數次（圖1—15）。

⑶足三陰經（脾、肝、腎）。從腳趾、經腿內側至腹、胸。脾、肝腎有病，可順此三條經脈往下疏導。

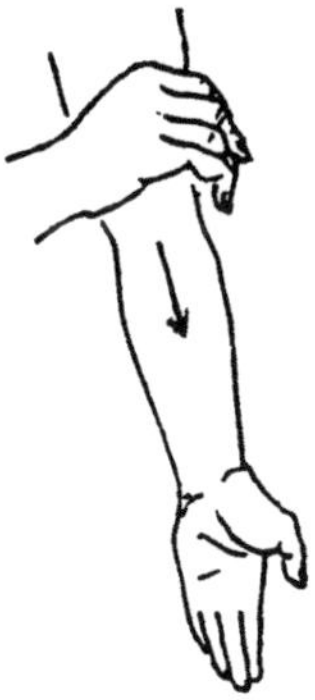
圖1－14

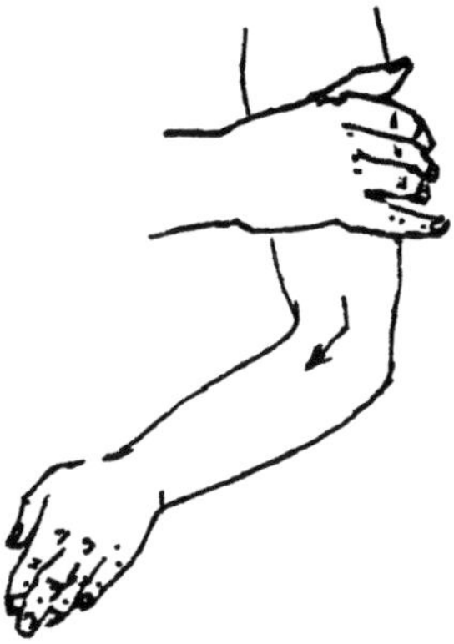
圖1－15

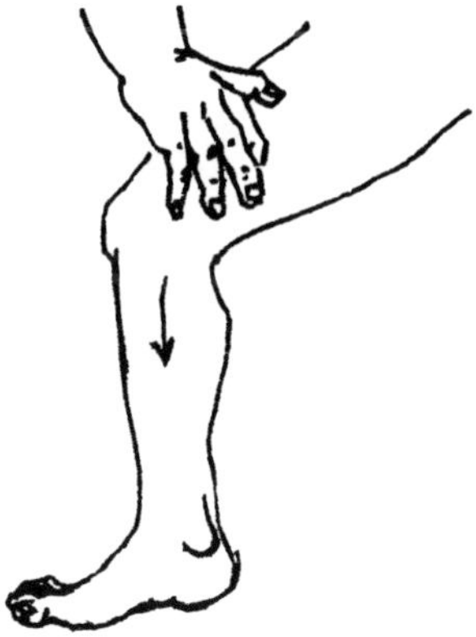
圖1－16

如：肝炎。右手距肝區三～五寸左右，繞幾圈，意想將黑色病氣聚一起，而後順腹往下疏導：大腿內側—小腿內側—腳內側—腳趾尖。而後抖手將病氣甩入地下，往返數次（圖1—16）。

⑷足三陽經（胃、膽、膀胱），從頭走腳。胃、膽兩經，經胸、腹、腿外側，至腳。膀胱經，經後背（脊柱兩側）、腿後側至腳。胃、膽、膀胱有病，可順此三條經脈向下疏導。

如：胃病。手掌距胃部三～五寸左右，繞幾圈，意想將黑色病氣聚一起，經腹、轉大腿外側，往下疏導。大腿外側—小腿外側—腳背—腳趾。而後抖手，將病氣甩入地下，往返數次（圖1—17）。

又如：膀胱炎。兩手距小腹（膀胱處）三～五寸左右，繞幾圈，意想將黑色病氣聚一起，右手向右，左手向左經少腹，轉繞到後胯。而後往下疏導。大腿後側—小腿後側—腳跟。將病氣甩入地下，往返數次

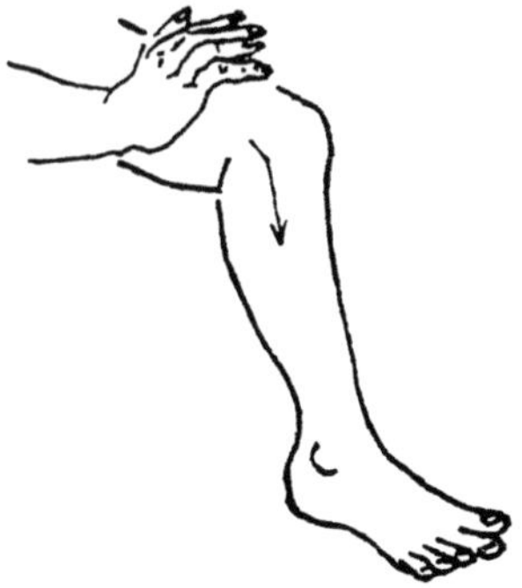

圖1－17

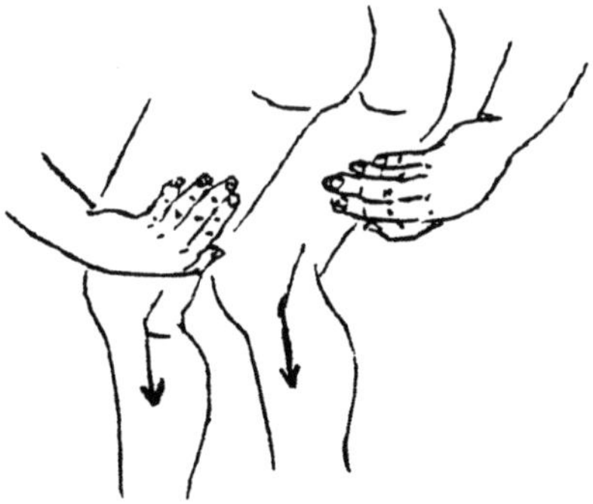

圖1－18

（圖1—18）。

(5)降任脈

右手距頭頂（百會穴）三～五寸，繞幾圈，意想將黑色病氣聚在一起。而後順身前正中線往下疏導。臉—胸—腹—會陰穴。而後抖手，將病氣甩入地下，往返數次（圖1—19）。

可使高血壓者降血壓，發燒者退燒。對結石症也有效。

(6)升督脈。右手距尾骨三～五寸繞幾圈，順脊柱往上疏導至命門穴。意想氣繼續往上升。而後右手挪上去，從肩頭探下來，意想接著上升的氣、再向上疏導，至頭頂（百會穴）。往返數次（圖1—20）。

虧氣虧血，虛弱者經常用此法可爲自己補氣、補血。

從病處往出抓病氣，或順經脈往外排濁氣。都感到從病位、或手指、手心、腳趾、腳心、往出瀉涼

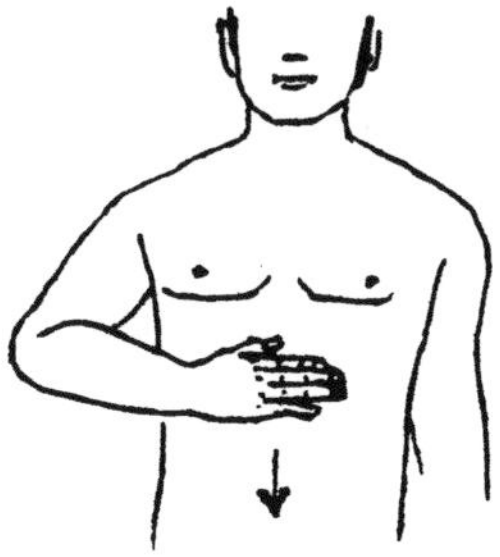

圖1－19

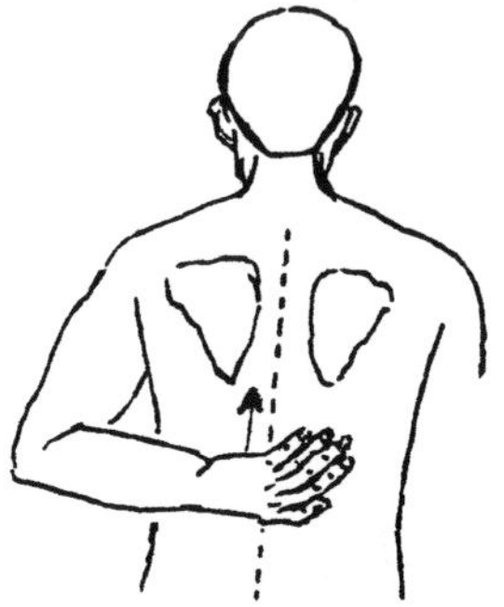

圖1－20

（熱）氣。當手停止動作，還可強化排濁意念，病氣會繼續向外瀉出。尤其小聲叨念「噠噠、噠噠」，效果更好些。

有些症狀點按幾個穴位就可消除，有些較輕病症，按壓幾個穴位，再從患處抓上幾把就可緩解。

對久病、重病症可分三走走。先按穴，激化穴位，疏通經絡再從患處抓出病氣，淨化病位；最後順經脈疏導，排除濁氣。

第二章　各　論

一、頭 痛

頭痛是常見的一種症狀。由於內、外、神經、精神、五官等各科疾病都會引起頭痛，可以說頭痛是顯示病症的一個信號。

疼痛性質可表現爲急性的、陣發性的隱痛、鈍痛、重箍痛、搏動性痛。

㈠、**前頭痛**。多見外感、眼、鼻、咽喉疾患，或貧血、便秘患者。

【按穴】一手中指按印堂：疏泄頭額部經氣，暢行氣血，祛邪通經，則痛消失。另一手拇、中指扣按頭維。

印堂：在兩眉間中點處，正對鼻尖（圖1）。

頭維：在額角入髮際約半橫指處（圖1）。

一手中指按上星，另一手拇、中指扣按陽白。

上星：在前額正中，入髮際一橫指處（圖1）。

陽白：眼平視，正對瞳孔、眉弓上橫指處（圖1）。

兩手拇指交替按兩側合谷：鎮靜止痛，疏通頭部經絡。

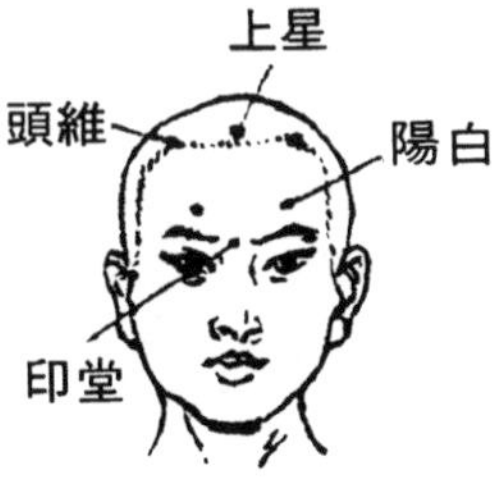

圖1

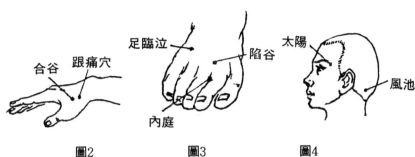

圖2

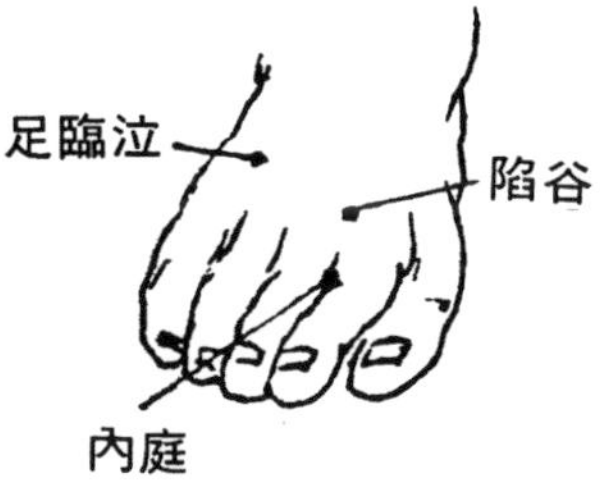

圖3

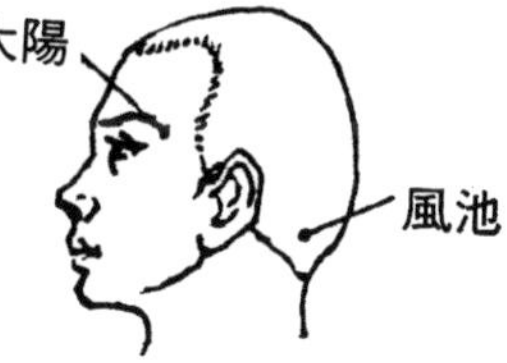

圖4

合谷：在手背虎口處，食指與拇指張開成V形的頂端（圖2）。

雙手食指按兩側內庭。

內庭：在足背二、三趾的趾縫後方五分處（圖3）。

【排濁】 ⑴從前額往出抓病氣。

⑵疏導手三陽經。

㈡、**偏頭痛**。多見於婦女月經期、更年期、頸椎綜合症、耳目疾患。

【按穴】 一手拇、中指扣按太陽：疏風清熱。泄火止痛。另一手拇、中指扣按風池。

太陽：在眉梢和外眼角，向後一橫指的陷窩處（圖4）。

風池：在脖後大筋（斜方肌）兩旁，頭髮邊內的凹陷中（圖4）。

拇指按內關，食指扣按外關。

內關：在腕掌橫紋正中直上約三橫指的兩筋間（圖

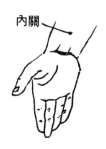

圖5

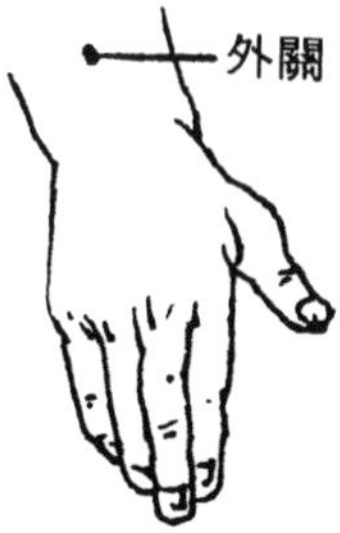

圖6

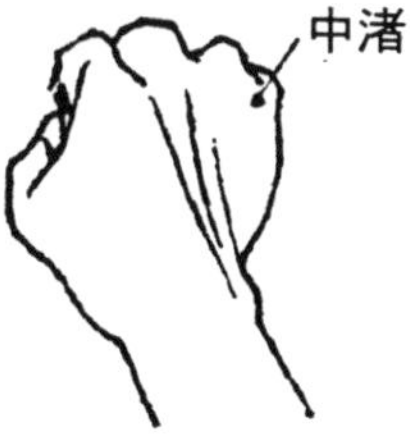

圖7

5）。

外關：與內關相對，腕背橫紋正中直上約三橫指，兩骨間（圖6）。

兩手拇指交替按兩側中渚。

中渚：握拳，在手背第四、五掌骨間，掌指關節後一橫指（圖7）。

兩手食指按足臨泣。

足臨泣：在腳背第四、五趾骨間的接合處（圖3）。

【排濁】 ⑴從痛處往出抓病氣。

⑵疏導手三陽經。

㈢、**後頭痛**。多見於高血壓，腦外傷後遺症，神經衰弱，頸椎綜合症。

【按穴】 拇、中指扣按風池（圖4）。

拇指按風府。

風府：在風池兩穴之間，枕後正中線上，枕骨下緣凹陷處（圖8）。

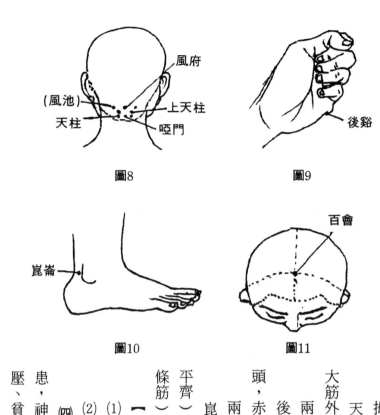

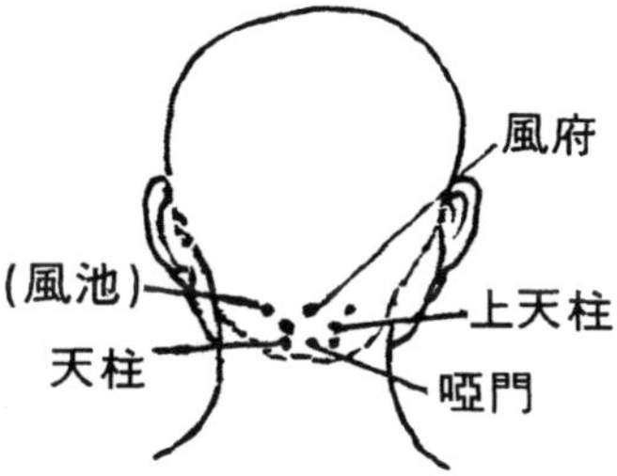

圖8

圖9

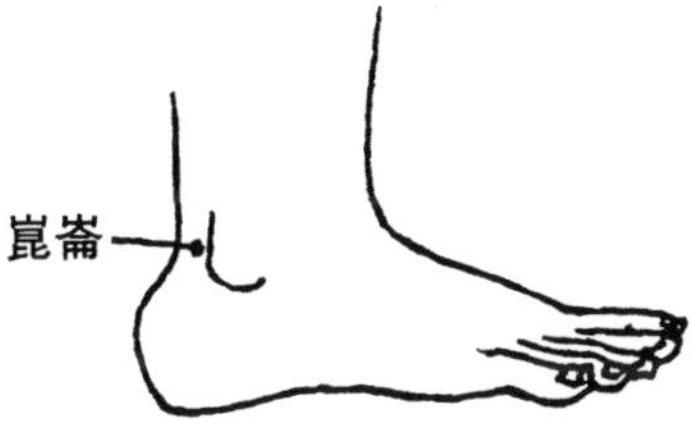

圖10

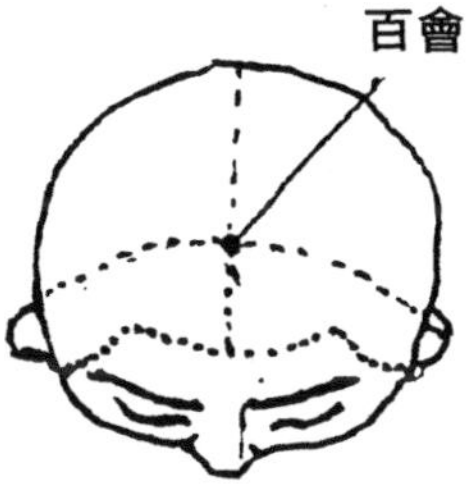

圖11

拇、中指扣按天柱。

天柱：在風府直下一橫指旁開之大筋外緣處（圖8）。

兩手拇指交替按兩側後溪。

後谿：握拳，小指掌關節後橫紋頭，赤白肉際中（圖9）。

兩手拇指按崑崙。

崑崙：在外踝骨後緣（與外踝尖平齊）與跟腱（就是腳腕後面的那一條筋）的中間（圖10）。

【排濁】

(1)從痛處往出抓病氣。

(2)疏導手三陽經。

(四)、頭頂痛。多見於精神病疾患，神經衰弱，神經官能症。低血壓、貧血、體虛等。

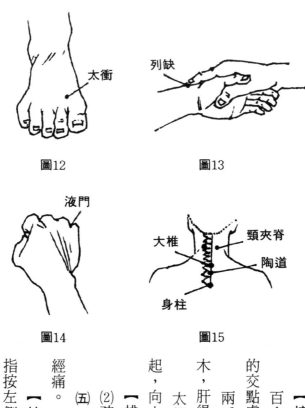

圖12

圖13

圖14

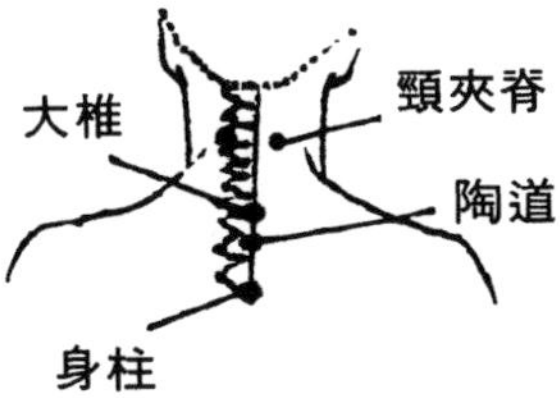

圖15

【按穴】 拇指按百會。

百會：在頭頂正中線與兩耳連線的交點處（圖11）。

兩手食指按太衝；清肝火而平肝木，肝得疏泄，火炎自滅，頭痛自癒。

太衝：從腳大趾與第二趾的趾縫起，向上二横指處（圖12）。

【排濁】 ⑴從頭頂往出抓病氣。

⑵疏導手三陽經。

㈤、外感風寒，血管痙攣，頭神經痛。

【按穴】 左側頭痛，用右手拇指按左側列缺。右側頭痛用左手拇指按右側列缺：「列缺……善療偏頭患」。

列缺：兩虎口交叉，一手的食指

按在另一手腕後的高骨（即橈骨莖突）上爲準。指尖所指的微凹陷處（圖13）。

【排濁】　(1)從痛處往出抓病氣

(2)疏導手三陽經。

㈥、感冒，或鼻竇炎，神經衰弱，腦動脈硬化，服藥反應等引起的各種頭痛症。

【按穴】　兩手拇指交替按兩側液門：清熱瀉火，疏筋，利節定痛。

液門：握拳在手背第四、五指關節前陷中（圖14）。

【排濁】　同上。

㈦、神經衰弱，或腦血栓形成的神經痛。

【按穴】　一手從肩頭探下去，食指按身柱。

身柱：在三胸椎棘突下陷中（圖15）。

【隨症取穴】

1. **發熱畏寒**

【按穴】食指按大椎。

大椎：從脖後正中向下摸到一個突起最高的脊椎骨（第七頸椎）下的凹窩處（圖15）。

第七頸椎特點：(1)棘突最長而較突出。(2)平肩。(3)隨轉動而轉動。此穴具有退熱、消炎和提高人體抗病能力的功能。體溫越高效果越好。

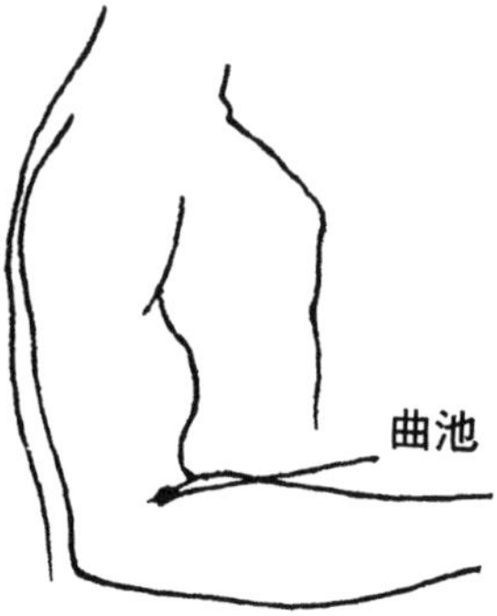

圖16

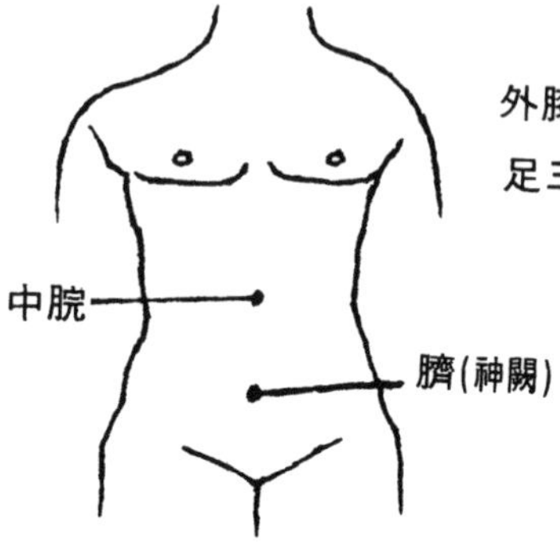

圖17

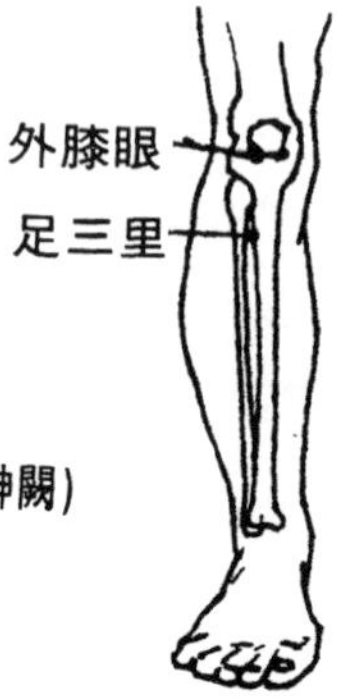

圖18

兩手拇指交替按兩側合谷（圖2），曲池。

此二穴可通大腸降肺氣，理氣血退熱邪。

曲池：肘彎成六十度角，虎口向上，在肘橫紋盡頭靠骨邊緣處（橈側端凹陷處）（圖16）。

【排濁】 ⑴從脖後往出抓病氣。

⑵疏導手三陽經。

2. 胸悶

【按穴】 拇指按中脘。

中脘：臍上近六橫指（四寸）。（圖17）。

兩手拇指交替按兩側內關（圖5）。

【排濁】 從胃部往出抓病氣。

3. 噁心嘔吐

【按穴】 兩手拇指交替按兩側內關（圖5）。

兩手拇指按足三里。

足三里：小腿外側上方，外膝眼直下四橫指，脛骨外緣一橫指處（圖18）。

【排濁】 同上。

二、眩　暈

眩是眼花，暈是頭暈。是一種症狀，可由多種疾病和因素引起。

㈠、**浮動性眩暈**。多因高血壓、低血壓、頸椎異常、更年期障礙、眼睛疲勞或血管障礙引起的，會有飄浮的感覺，還會有耳鳴的現象。

【按穴】 兩手交替按兩側外關（圖6）。兩手食指按足臨泣（圖3）。厲兌。

厲兌：在第二趾，外側爪甲角後一分許（圖19）。

㈡、**腦貧血性頭暈**。心臟功能衰弱，血液流通不暢，胸部缺血。晚飯後看電視打不起精神，昏昏欲睡，有時感到一陣暈。

【按穴】 右手拇指按左臂少海。此穴可提高心臟功能，促進全身血液循環，新鮮血液輸入腦部，頭暈即可消除。

少海：在肘內沿大骨外、距肘端半指、曲肘有動脈應手處（圖20）。

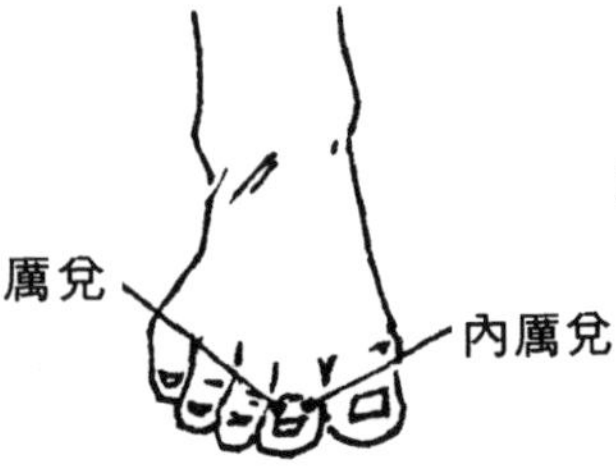

圖19

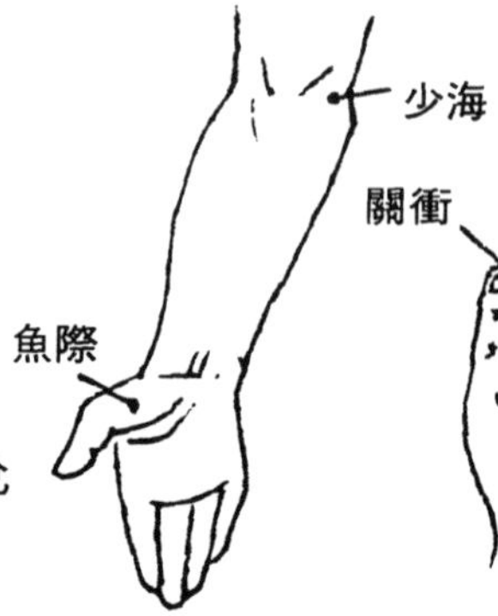

圖20

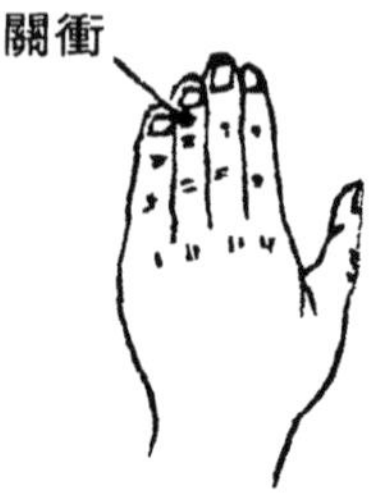

圖21

㈢、乘車、船、飛機引起頭暈、胸悶、嘔吐。

1.由於耳內控制身體平衡的三半規管失去平衡所致。

【按穴】 兩手拇指交替按兩側魚際。影響三半規管的是前臂通過拇指側的橈骨神經。此穴，在拇指根鼓起的部位，最敏感。點按後即可恢復三半規管平衡，消除頭暈。

魚際：在第一掌骨側中點，赤白肉際處（圖20）。

兩手拇指交替按兩側關衝。此穴是三焦經的井穴。此經的支側連接耳朵，可修正三半規管的異常。

關衝：在無名指外側，爪甲角後一分許（圖21）。

2.有的與遺傳有關。有的因精神緊張，心理恐懼，越怕暈車越暈車。

【按穴】 兩手拇指按築賓。此穴可調整功能，能立即消除頭暈症狀。

築賓：在腳內踝骨上五寸，腓骨和比目魚之間（此兩者構成腿肚）（圖22）。

㈣、**體質虛弱**。飢餓，疲勞過度，大汗、大瀉、大出血、精神緊張，均可導致暫時的腦缺血，而引起眩暈。

【按穴】　一手拇指按人中，另一手食指按素髎。

人中：在上唇人中溝正中線，上三分之一與下三分之二交界處（圖23）。

素髎：在鼻尖正中（圖23）。

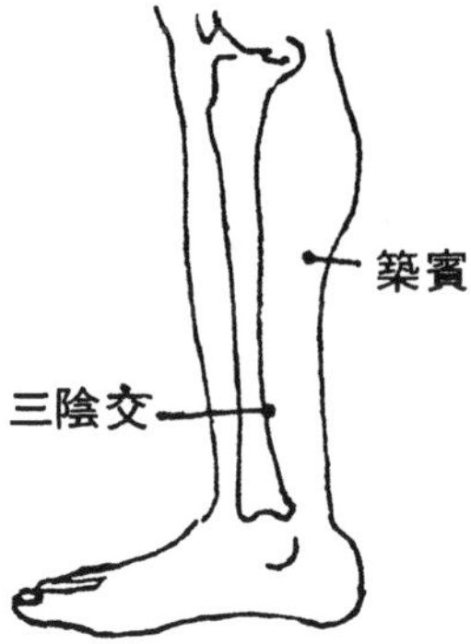

圖22

兩手交替按內關（圖5）。合谷（圖2）。兩手拇指按足三里（圖18）。三陰交。

三陰交：在內踝尖直上四橫指（三寸）。腿骨（脛骨）後緣（圖22）。

㈤、**美尼爾氏綜合症**。是一種驟然發作，旋轉性眩暈。患者不敢睜眼，自覺天旋地轉，併伴有噁心，嘔吐，耳鳴，聽力下降等症狀。是常見病，引起的原因較多。如：內耳疾患，心血管疾患，顱內腫瘤等。其中以耳源性眩暈爲多見。

【按穴】　一手拇指按百會。具有醒腦開竅，升陽補氣的作用，凡陽氣不行，寒濕內侵或素體濕盛，積濕成痰，清空不寧所導致的眩暈，均可治療（圖11）。另一手拇、中指扣按風池（圖4）。

百會麻木是此症的特殊反應點，風池能清肝除煩，平肝瀉火。（此症是肝陽上亢，上擾清空，以致頭暈目眩。並由於木〈肝〉強侮土〈脾〉，可見嘔吐、噁心之證）。

食指按大椎（圖15）。疏通三陽經，調整椎動脈供血不足。

兩手拇指按三陰交（圖22）。太衝（圖12）。

【隨症取穴】

1.心悸、嘔吐

【按穴】 兩手交替按側內關（圖5）：強心、止吐。

2.耳鳴

【按穴】 兩手拇指按翳風。

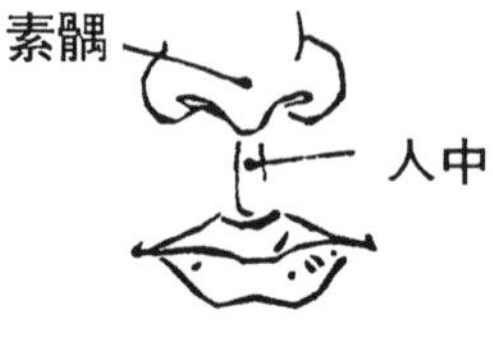

圖23

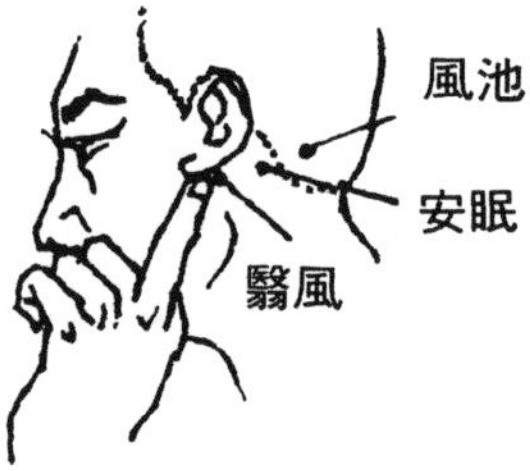

圖24

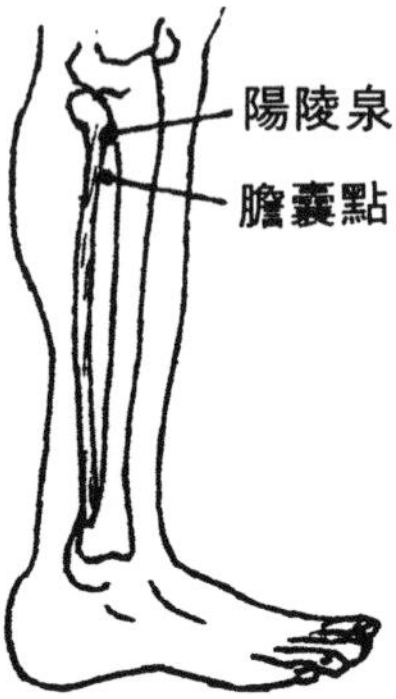

圖25

翳風：在耳垂後，乳突與下頜骨間凹陷處，張口時凹陷更明顯（圖24）。

3.肋脹

【按穴】 兩手拇指按陽陵泉。

陽陵泉：在小腿外側上方，屈膝，腓骨小頭前下方凹陷處（圖25）。

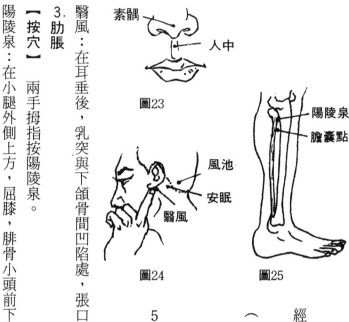

三、神經衰弱

神經衰弱是一種常見的神經官能症，因精神負擔過重，工作學習過於緊張，以及病後體弱所致。多見於腦力勞動者。症狀：頭昏腦脹、耳鳴、心煩心慌，焦慮、恐懼、多躁多怒，萎靡不振，記憶力下降、失眠多夢、食慾不振、疲倦無力、陽痿、早泄、遺精等。西醫檢查無異常發現。中醫認爲與肝、脾、心、腎等臟，氣機失調有關。

【按穴】　拇指按印堂（圖1）。

一手拇指按百會（圖11），另一手拇、食指扣按風池（圖4）。

兩手交替按合谷（圖2）。內關（圖5）：清心，寧神。神門，安神，定驚。

神門：仰掌，腕橫紋，尺側端凹陷處（圖26）。

兩手拇指按足三里（圖18），三陰交（圖22）。太衝（圖12）。公孫。

公孫：在足內側，第一跖骨基底之前下緣凹陷中，赤白

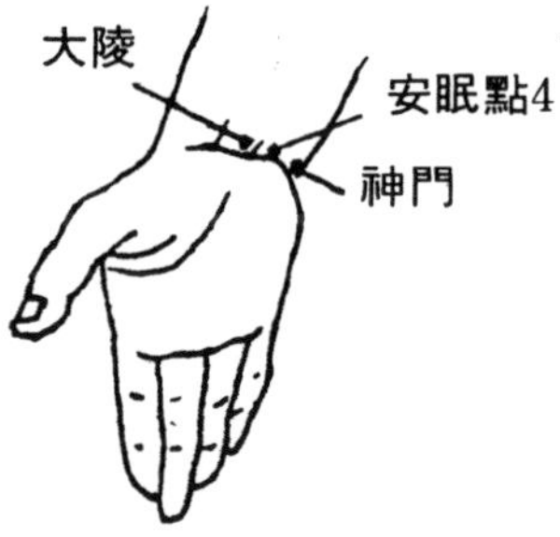

圖26

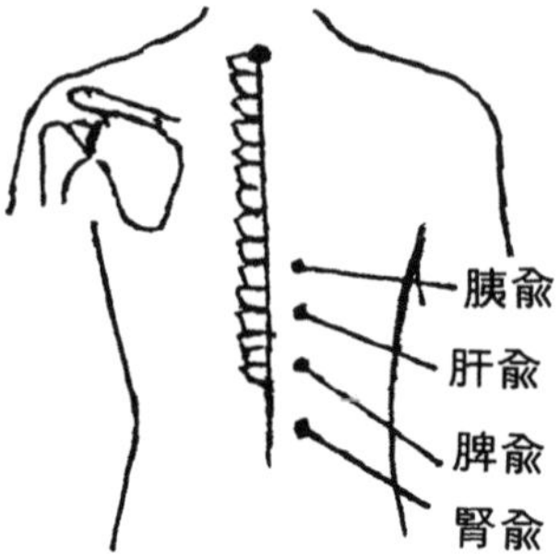

圖28

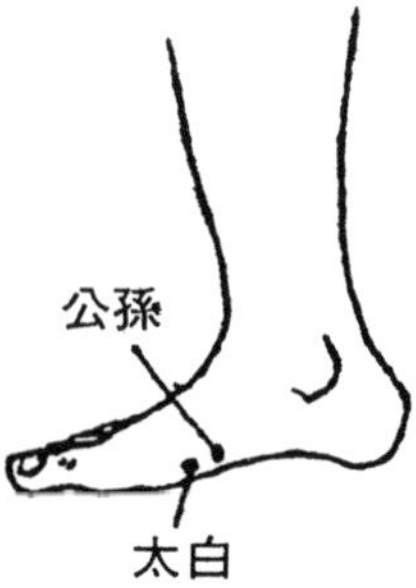

圖27

肉之際（圖27）。

兩手翻至背後，中指按肝俞。拇指按脾俞，腎俞。

肝俞：第九胸椎棘突下，旁開約二横指處（圖28）。

脾俞：第十一胸椎棘突下，旁開約二横指處（圖28）。

腎俞：第二腰椎棘突下，旁開約二横指處（圖28）。

四、失眠

夜間久久不能入睡，睡眠淺，易驚醒，醒後不能再入睡。或時醒時睡。都屬於失眠。失眠可引起一系列症狀：如頭痛、頭暈，神疲力乏，健忘，食慾不振等。靠安眠藥、鎮靜劑，會吃上癮，越吃越多，導致慢性中毒。

【按特效穴點】 兩手拇指按安眠點1：在翳風（圖24）與風池（圖4）的連線中點（圖24）。

兩手拇指交替按新發現的安眠點2：在合谷（圖2）

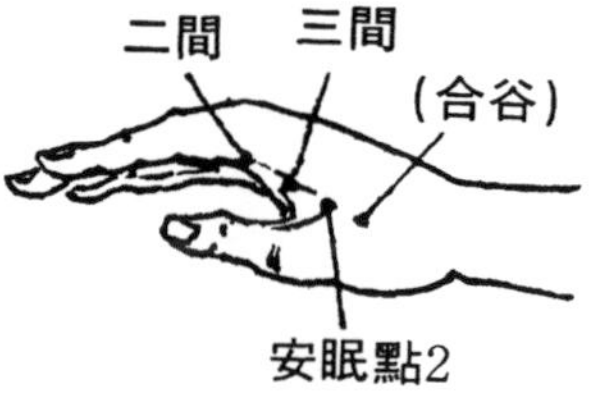

圖29

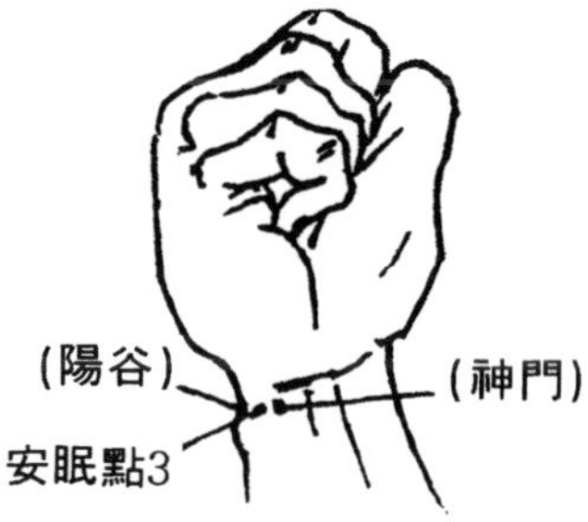

圖30

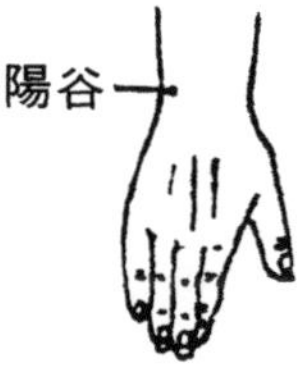

圖31

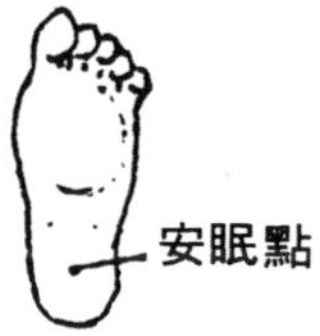

圖32

與三間連線中點（圖29）。

三間：屈指，食指屈節後橈側之凹陷中（圖29）。

兩手拇指交替按安眠點3：仰掌，在神門（圖26）與陽谷之間的連線中點處（圖30）。安眠點4：仰掌，在神門與大陵之間連線中點處（圖26）。

陽谷：腕背橫紋尺側端，腕高骨前陷中（圖31）。

大陵：在腕關節橫紋中央兩筋間（圖26）。

兩手拇指交替按腳底安眠點5：距腳跟後緣四橫指，足底正中線上。

約當外踝骨與內踝骨在腳底部連線中央（圖32）。

以上幾個安眠點供失眠患者選擇，試試看哪幾個點對自己效果明顯，就用那幾個。

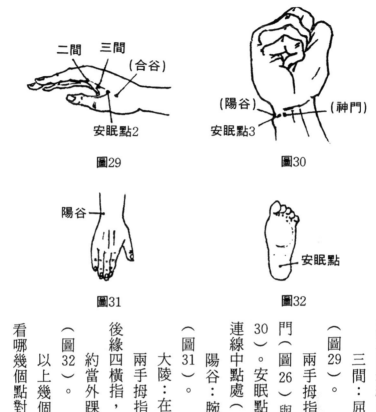

五、嗜 眠

嗜眠是一種陣發性難以自控的眠睡，又稱「發作性睡病」。不管白天黑夜，來上困勁，倒下便睡。叫醒又睡。或者夜間睡足，但白天仍然思睡欲眠，精神不振，身困懶動。並伴有頭昏，視覺模糊，精神呆滯等症狀。西醫還弄不清其病因。中醫認為與心、脾兩臟有密切關係。

【按穴】 一手食指按鼻交。另一手食指按百會（圖11）。

鼻交：鼻背正中線，鼻骨的最高處，微上小凹陷中（圖33）。

兩手拇指按三陰交（圖22）。申脈。

申脈：外踝尖直下，踝邊凹陷處（圖34）。

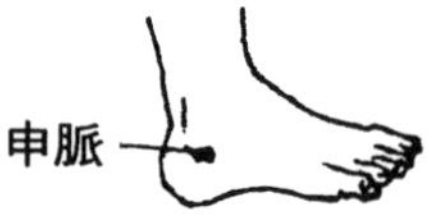

圖34

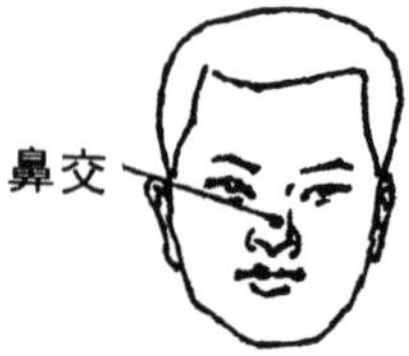

圖33

六、急性腦血管疾病後遺症

急性腦血管疾病是由於：一是腦出血（腦血管出血，珠網膜

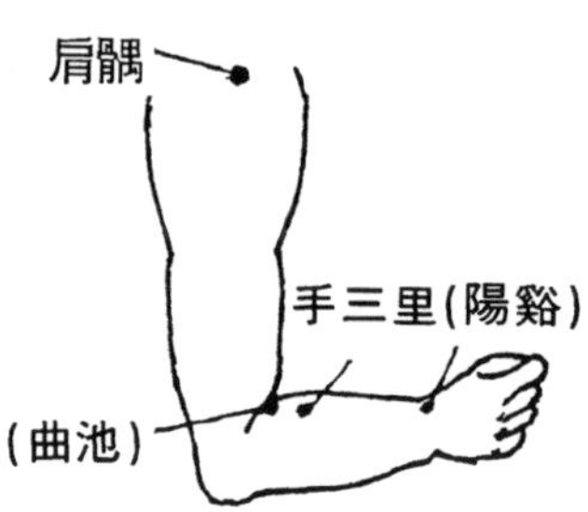

圖35

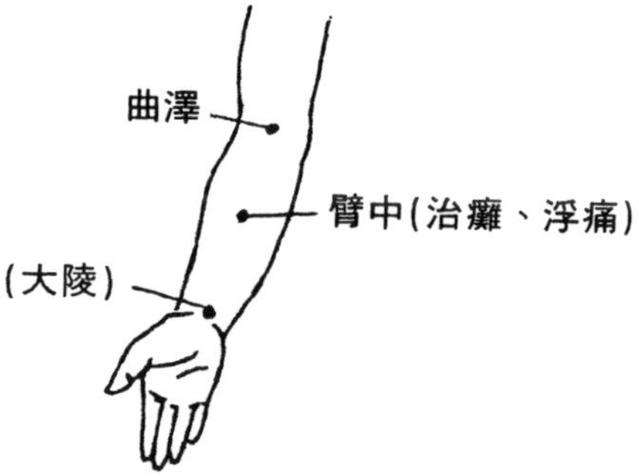

圖36

下腔出血），形成血腫壓迫腦組織，而出現水腫，軟化，甚至一部分壞死。二是腦缺血，因腦血栓形成，腦栓塞使腦血管供血受阻，使部分組織發生壞死和軟化引起的。多見於中、老年人。尤其是高血壓和動脈硬化患者，中醫稱爲「中風」。

㈠、上肢酸痛、麻木、癱瘓

【按穴】　中指按患側肩髃。手三里。內關（圖5）。合谷（圖2）。臂中（治癱3）。

肩髃：將胳膊舉與肩平，在肩前頭面正中凹陷處（圖35）。

手三里：在陽谿（圖60）與曲池（圖16）的連線上。曲池下二橫指處（圖35）。

臂中（治癱3）：伸前臂。腕掌橫紋與肘橫紋間中點、兩骨間（圖36）。

1.肩關節抬舉疼痛

【按穴】　痛在肩前：食指按患側天鼎。痛在後背：

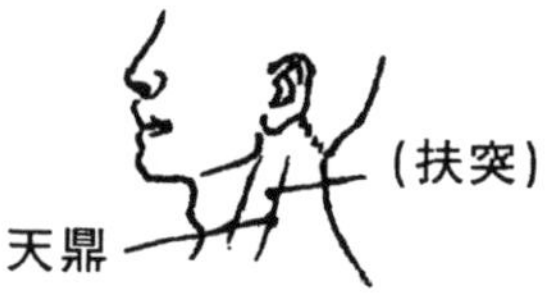

圖37

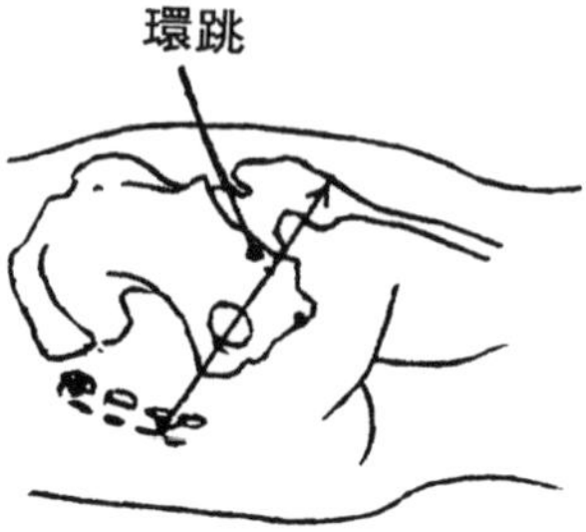

圖38

中指按患側天柱（圖8）。

天鼎：頭微仰，喉結旁開四橫指（扶突）、直下二橫指，胸鎖乳肌後緣（圖37）。

2.肘關節僵硬（肌張力增高）

【按穴】 拇指按患側曲澤。

曲澤：在肘橫紋上，當大筋內陷中（圖36）。

3.手指僵硬

【按穴】 拇指按患側三間（圖29）。

㈡、下肢酸痛，麻木，沉重，癱瘓

【按穴】 中指按環跳。陽陵泉（圖25）。足三里（圖18）。治癱3（闌尾點）。解谿。髀關。邁步，糾內翻，糾外翻，承山。

環跳：在股外側部。側臥曲股，當股骨大轉子最高點與骶管裂孔（腰俞）的連線上，外三分之一與內三分之二的交接點處（圖38）。

治癱3（闌尾點）：足三里下二橫指（圖39）。

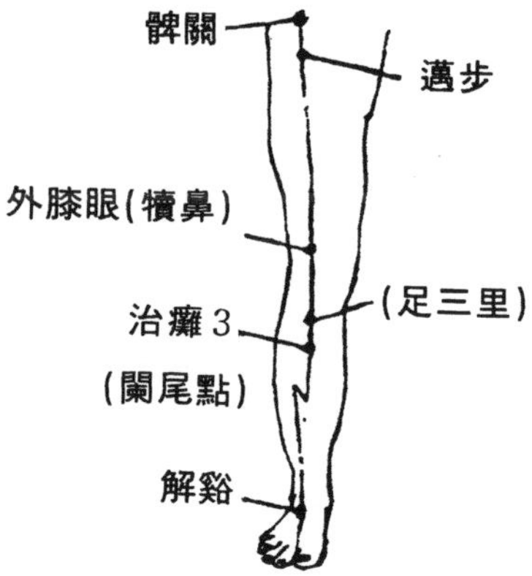

圖39

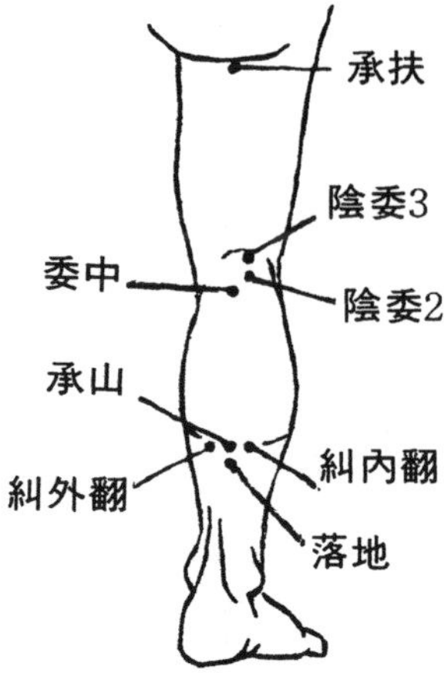

圖40

解谿：足背踝關節橫紋中點（與外踝尖平齊，拇長伸肌腱與趾長伸肌腱之間（圖39）。

髀關：在股骨大轉子前下方，在髂前上棘與髕骨外上緣的連線上，平臀橫紋（圖39）。

邁步：髀關下兩橫指半（圖39）。

糾內翻：在承山外開一橫指處。

糾外翻：在承山內開一橫指處（圖40）。

承山：小腿肚處，當伸小腿或用足尖著力蹲地時，小腿肚呈現「人」字形交角處（圖40）。

1.膝關節僵硬（肌張力增高）

【按穴】 拇指按犢鼻，委中，陰委2，陰委3。

犢鼻：正坐垂足，在膝蓋骨與脛骨結節外方，外膝眼陷中（圖39）。

委中：膕窩橫線中點（圖40）。

陰委2：膕橫紋外側端上二橫指（圖40）。

陰委3：膕橫紋外側端上三橫指（圖40）。

2.足趾僵硬（肌張力增高）

【按穴】 拇指按太白，落地。

太白：在足內側，大趾本節核骨後下方赤白肉處（圖27）。

落地：承山下一橫指處（圖40）。

(三)、口角歪斜

【按穴】 食指按下關。頰車、地倉。顴髎。

下關：耳屏前。當閉口時，顴弓與下頜切迹所形成的凹陷處（圖41）。

頰車：在下頜角前上方一橫指，用力咬牙時，咬肌隆起處（圖41）。

地倉：在嘴角旁五分處（圖41）。

顴髎：外眦角直下，顴骨下處（圖41）。

(四)、失語

【按穴】 食指按廉泉、啞門、通里、三陰交（圖22）。

廉泉：在外喉頭上橫紋中微凹處（圖41）。

啞門：項後髮際正中直上半指處（圖8）。

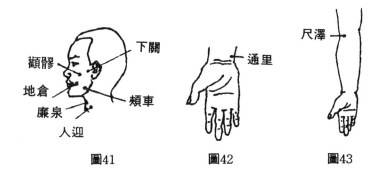

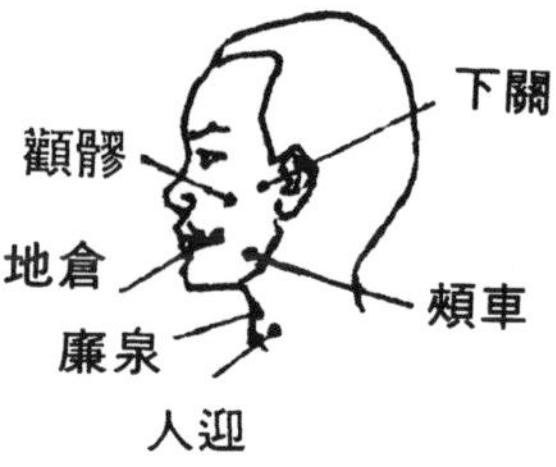

圖41

圖42

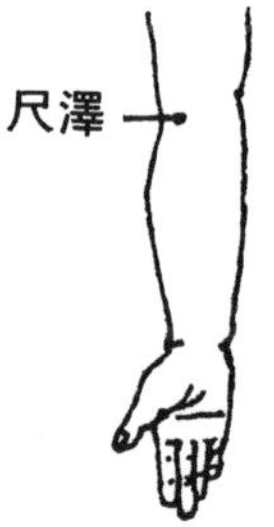

圖43

通里：尺側腕屈肌腱橈側、腕橫紋上一橫指（圖42）。

半癱患者自療有一定困難。上肢只能按患側。下肢可先按健側，而後按患側。

一般情況患側屬虛，健側屬實。要注意手指旋轉方向。另外自己用手觸摸患側可找到明顯的痛點，可能有條狀或塊狀結節。稱阿是穴，也要認眞，耐心引氣按壓。實在按不到的穴位，可由別人代替按。

【按特效穴點】　拇、食指扣按人迎。頸三夾脊：按此穴可以改善腦血液循環，提高氧分，促進腦細胞修復。

人迎：喉結兩旁動脈搏動處（圖41）。

頸三夾脊：第三頸椎橫突邊緣兩側處（圖15）。

拇指按患側尺澤。

尺澤：微屈肘，位於肘橫紋上筋腱外側緣（圖43）。

【排濁】　健側手掌往返從患側往下排病氣。

七、腦震盪後遺症

腦外傷過三個月後，還常常出現頭痛、眩暈，耳鳴心悸，失眠，記憶力減退，有的失音，耳聾，癱瘓等症狀。即爲腦震蕩後遺症。中醫稱：「頭風」。

【按穴】 一手拇、中指扣按太陽（圖4）。另一手拇、中指扣按風池（圖4）。

兩手拇指、食指同時扣按四神聰：此穴有調整和振奮全身陽氣的作用，對腦炎和中風後遺症，腦發育不全，視神經萎縮都有較好的療效。

四神聰：百會前、後、左、右各開一橫指處（圖44）。

兩手拇指交替按兩側內關（圖5）。神門（圖26）。

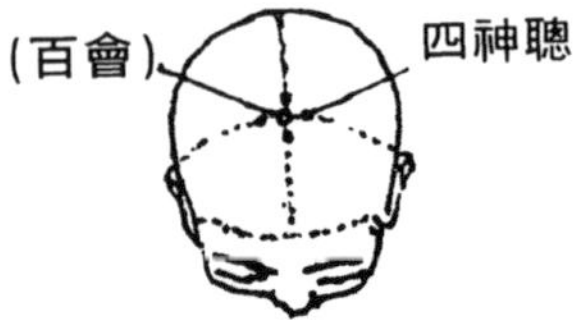

圖44

兩手拇指按足三里（圖18）。太衝（圖12）。

一手從肩頭探下去中指按身柱（圖15）。

【按特效穴點】 兩手中指按委中（圖40），此穴可治瘀血型頭痛。

拇指按啞門（圖8），此穴有醒神清腦的作用。

【排濁】 (1)從外傷處往出抓病氣。

(2)疏導手三陽經。

八、面　癱

面癱又稱面神經麻痺（周圍性）。俗稱：「歪嘴風」。二十～三十歲的年輕人易患此症。起病突然，多於晨起洗漱或進食中發現，眼斜嘴歪，患側額紋消失，皺眉，眼不能閉緊，鼻唇溝變淺，口角斜於健側，鼓腮漏氣，嘴嚼存食。中醫認爲與風寒侵襲，經絡阻滯，及血虛生風所致。

【按穴】　兩手拇指按兩側翳風（圖24）。牽正。四白。

牽正：在耳垂前一橫指處（圖45）。

四白：目正視前方，在瞳孔直下橫指眼窩下骨孔處（圖45）。

兩手拇指按地倉（圖41）。頰車（圖41）。

兩手拇指交替按兩側合谷（圖2）。

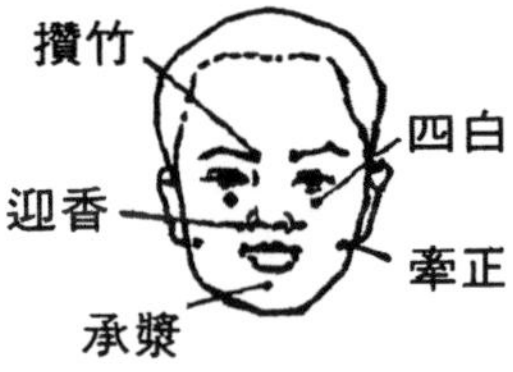

圖45

【隨症取穴】

1. **額紋消失或變淺、眼裂增大**

【按穴】 兩手食指按攢竹。陽白（圖1）。

攢竹：眉頭凹陷處（圖45）。

2.口角下垂

【按穴】 兩手食指按顴髎（圖41）。

3.鼻唇溝變淺

【按穴】 兩手食指按迎香。

迎香：鼻唇溝內，與鼻翼外緣中點平齊（圖45）。

4.人中溝歪斜

【按穴】 拇指按人中（23）。

5.頦唇溝歪斜

【按穴】 拇指按承漿。

承漿：頦唇溝正中（圖45）。

【排濁】 (1)從患側，翳風往出抓病氣。

(2)疏導手三陽經。

九、面肌痙攣

面肌痙攣是指一側面部肌肉陣發性，無痛，不自主的抽搐或跳動。多見於中年以上女性，有的曾有面癱病史。輕者僅限於眼周，發作頻率低。重者抽搐牽動口角甚至半個臉，頻頻發作。常伴有頭昏、流淚、視力降低。是由於支配面部肌肉運動神經過度興奮引起。與中毒（酒精，藥物），感染（細菌，病毒），精神緊張，疲勞有關。

【按穴】　兩手拇指按翳風（圖24）。風池（圖4）。

兩手食指按四白（圖45）。頰車（圖41）。

兩手拇指交替按兩側後谿（圖9）。中渚（圖7）。三間（圖29）。

兩手拇指按足三里（圖18）。足臨泣（圖3）。太衝（圖12）。

十、三叉神經痛

三叉神經痛是面部三叉神經分布區反覆的陣發性、短暫劇烈疼痛。發作時伴有局部抽搐，皮膚潮紅，流淚。四十歲以上女人多見。中醫稱面痛，認爲與風寒、肝、胃氣上沖有關。

(一)第一支是眼神經。額部，眼皮，眉間與鼻子的疼痛是由它引起的。

【按穴】 一手拇、食指扣按睛明。絲竹空。攢竹（圖45）。陽白（圖1）。

睛明：在眼內角鼻骨旁，閉目時目內眦角上方約一分處（圖46）。

(二)第二支是上顎神經。面頰與上顎的周圍會產生疼痛是由它引起的。

【按穴】 一手拇、食指扣按四白（圖45）。顴髎（圖41）。巨髎。

巨髎：正視時，瞳孔直下與鼻翼下緣平齊，相當於鼻唇溝的外側（圖46）。

(三)第三支是下顎神經。舌頭與下顎無法忍受的劇痛是由它引起的。

【按穴】 一手拇、食指扣按下關（圖41）。大迎。

大迎：閉口，鼓腮，當下頷骨邊緣出現一溝形處（圖46）。

拇指按承漿（圖45）。

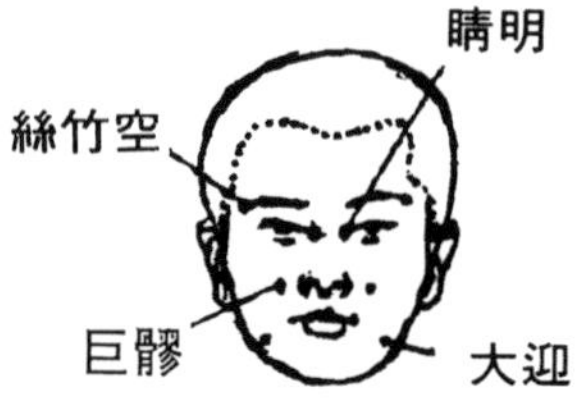

圖46

【隨症取穴】

1. **肝陽上亢型**：面部抽痛，且有烘熱感，心煩易怒，呈閃電樣劇痛，如刀割，針刺。

【按穴】 兩食指按太衝（圖12）：瀉肝火。內庭（圖

3）：清胃熱。

2.陽虛、風寒型：面部陣發性抽痛，疼痛發作短暫數秒鐘或1～2分鐘，疼痛自行緩解。有惡寒感，不願用冷水洗臉，漱口和進食。

【按穴】　兩手拇指交替按兩側內關（圖5）。合谷（圖2）：疏解表邪，通調面部經氣。

【按特效穴點】　兩手拇指按三陰交（圖22）。三叉神經痛，痛在面部筋肉。肝主筋，脾主肉。按此穴，兼治肝脾，通經止痛。

大多數患者是單側劇痛，手指點按患側穴位，痛勢更加難忍。要求：⑴平時堅持經常按穴。⑵發作時，手指開始輕按，緩揉，適應後再逐漸著力。⑶手指逆時針旋轉，尤其要重瀉遠端穴。

十一、心絞痛

心絞痛是冠心病常見的症狀。發作時，在心前區或胸骨後突然產生一種壓迫性、悶脹性疼痛，可放射到左肩、左上肢前內側。重者面色蒼白，呼吸困難，肢冷和出冷汗。疼痛持續時間較短。大約五～十分鐘。也有的十分鐘後恢復原狀。有人一天會反覆發作數次。

這是因爲冠狀脈硬化，使血液的流向產生變化，心肌暫短缺血、缺氧所致。此外，也和精神緊張、體力勞累、受寒、飽食、飲酒、吸煙過量有關。中醫稱：「眞心痛」認爲與心陽不振，氣滯血瘀有關。

【按穴】　拇指按膻中。中指扣按巨闕。

膻中：兩乳頭連線中點（圖47）。

巨闕：在臍直上八橫指處（圖47）。

兩手拇指交替按兩側大陵（圖26）。內關（圖5）。郄門，靈道。

郄門：腕橫紋上七橫指（5寸），兩筋間（圖48）。

靈道：腕橫紋上一橫指半，尺側屈肌腱（大筋）外橈側（圖48）。

一手從肩頭探下去。用中指按兩側心俞。厥陰俞。

心俞：第五胸椎棘突下，正中線旁開約二橫指處（圖49）。

厥陰俞：第四胸椎棘突下，正中線旁開約二橫指處（圖49）。

【按特效穴點】　右手翻至背後，中指按至陽。激發督脈

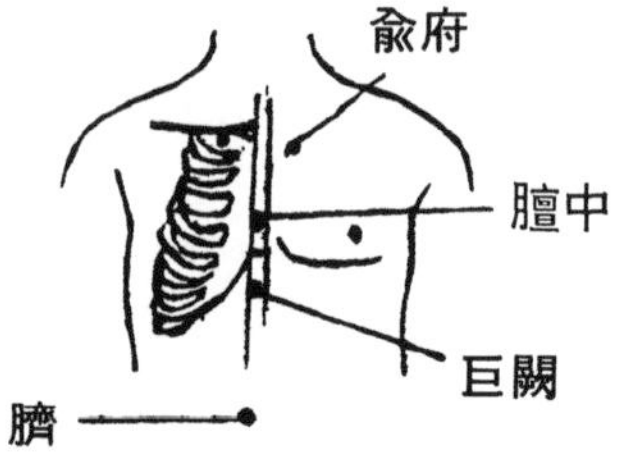

圖47

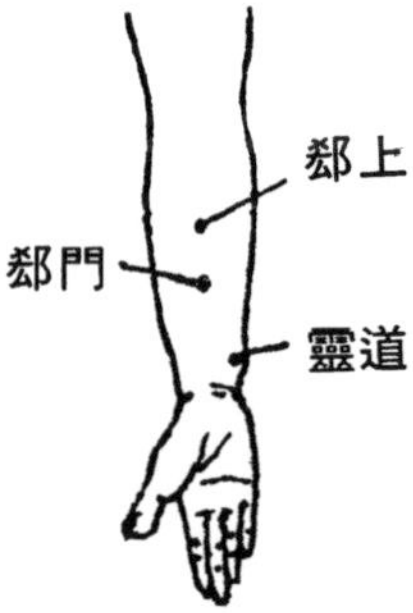

圖48

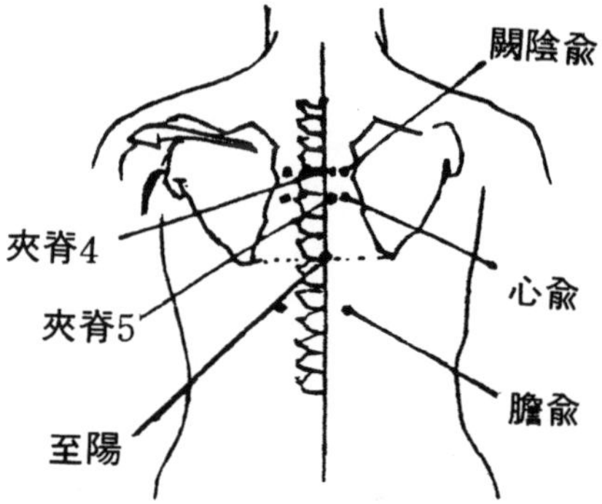

圖49

經氣，使胸痛徹背和攻心痛緩解。

至陽：第七胸椎棘突下。即由肩胛骨下角下緣劃一水平線相交於脊背正中線處（圖49）。

【排濁】 (1)從心區抓出病氣。(2)疏導手三陰經。

十二、心律失常

正常成人每分鐘心跳爲六十～一〇〇次，過快，過慢或不規則，或有早搏，統稱爲心律失常。各種心臟病，甲狀腺功能亢進，大量出血，休克，急性顱內病變等均可引起此症。

㈠冠心病，風心病，心肌炎，心肌病等心律失常。

【按穴】 一手從肩頭探下去，用中指按兩側心俞（圖49）。厥陰俞（圖49）。

兩手拇指交替按側內關（圖5）：能使較快的心率減慢，使較慢的心率恢復正常。能在最短時間內控制心率。郄上。

郄上：在𢷬門上四橫指處（圖48）。

兩手拇指按兩側陽陵泉（圖25）。三陰交（圖22）。

㈡心跳過快，每分鐘超過一〇〇次以上。

【按穴】 兩手交替按兩側郄門（圖48）。

不管是走路，幹活，上樓梯，還是精神緊張、恐懼、生氣。還是別的什麼原因引起心跳加快，呼吸困難，立即按此穴，心跳即可平穩下來。

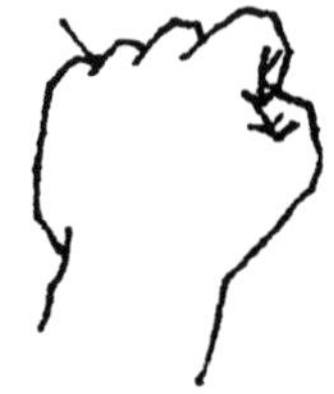

圖50

兩手食指交替按下都。

下都：自然握拳，手背四，五指縫尖上方（圖50）。經外奇穴，單獨按它。也可減緩心臟跳動。

兩手拇指交替按兩側手三里（圖35）。下俠白。

下俠白：在肘橫紋尺澤（圖43）上二橫指。肱二頭肌橈側緣溝處（圖51）。

㈢心跳過慢。每分鐘低於六十次。經常感到虛弱和眩暈。在睡眠時也會發作。

【按穴】　兩手拇指按兩側通里（圖42）。食指按素髎（圖23）。

㈣過早搏動（早搏）。

【按穴】　兩手拇指交替按內關（圖5）。神門（圖26）。夾脊。

夾脊：第四、五胸椎棘突兩側半橫指處（圖49）。

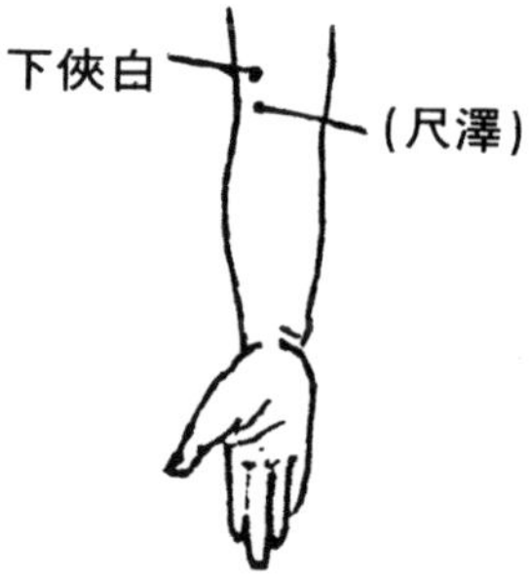

圖51

㈤心房纖顫，每分鐘可達二〇〇次。

【按穴】　左手拇指按右側俞府。

俞府：鎖骨與第一肋骨之間隙。胸骨正中線旁二橫指陷中（圖47）。右手按左側內關（圖5）。神門（圖26）。

十三、心肌炎

心肌炎是指心肌具有局限性或彌漫性的炎症。患者常感心悸、氣急、呼吸困難，心前區悶痛，可出現各種心律失常。如過早搏動、心動過速或心力衰竭，並可伴有發熱，無力或易汗出等，此病可能原發於心肌，也可能在全身性疾病的同時或先後侵犯心肌而引起的。

【按穴】　兩手交替從肩頭探下去，用中指按心俞（圖49）。

拇指按膻中（圖47）。

兩手拇指交替按兩側內關（圖5）。神門（圖26）。

兩手拇指按兩側三陰交（圖22）。

【隨症取穴】

1.心血不足：心悸，活動後加劇、頭暈目眩、面色不華、倦怠無力。

【按穴】　兩手拇指按足三里（圖18）。

2.心陰不振：心悸不安、胸悶氣短、面色蒼白、形寒肢冷。

【按穴】　拇指按中脘（圖17）。氣海。

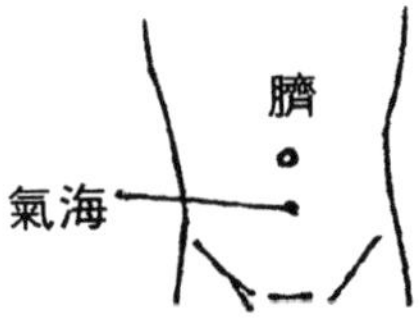

圖52

氣海：臍下二橫指（圖52）。

兩手拇指按足三里（圖18）。

3.心神不寧：心悸，善驚易怒，坐臥不安，少寐多夢。

【按穴】　兩手拇指按陽陵泉（圖25）。

兩手翻至背後，用中指按膽俞。

膽俞：第十胸椎棘突下，正中線旁開約二橫指處（圖49）。

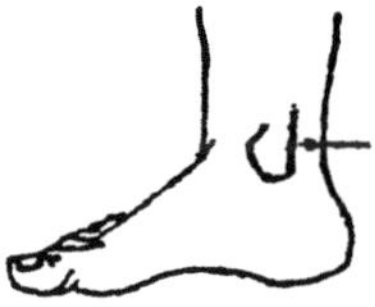

圖53

4.陰虛火旺：心悸不寧，心煩少寐或頭暈目眩，手足心熱，耳鳴腰酸。

【按穴】　兩手拇指按太谿。

太谿：內踝與跟腱之間的凹陷中與崑崙相對。（圖53）。

兩手翻至背後，拇指按腎俞（圖28）。

【排濁】(1)從心區往出抓病氣。

(2)疏導手三陰經。

十四、心臟神經官能症

心臟神經官能症，是精神緊張、心裡壓力太大、情緒不安引起心悸，心前區疼痛，發悶，呼吸困難，乏力等。類似心臟病的症狀。又有頭暈、失眠、激動、多汗等神經官能症的症狀。一般查不出心臟有什麼病變，而和連接心臟的心包經有關。以青壯年多見，女性病人以三十五歲以下及更年期較多見。

【按穴】　拇指按膻中（圖47）。臨睡前做一次預防。發病馬上按，立即收效。兩手拇指交替按兩側內關（圖5）。郄門（圖48）。神門（圖26）。

兩手拇指按兩側三陰交（圖22）。

【隨症取穴】

1.肝鬱化火：心悸，胸脅脹悶，性情急躁，易怒，失眠多夢，不思飲食，口渴喜飲，目赤口苦，小便黃赤，大便秘結。

【按穴】 兩手食指按太衝（圖12）。

兩手翻至背後，中指按肝俞（圖28）。

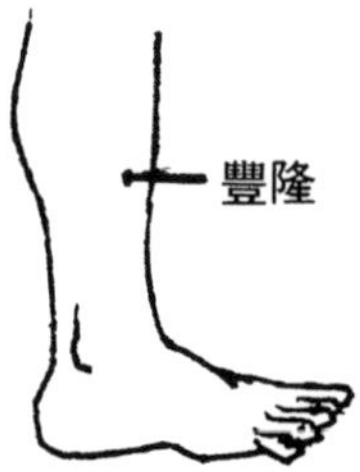

圖54

2.痰熱內擾：心悸、胸悶如窒，痰多、惡食噯氣，心煩口渴，目眩。

【按穴】 兩手拇指交替按兩側曲池（圖16）。

兩手拇指按豐隆。

豐隆：足踝尖上八寸、脛骨前嵴外兩橫指（圖54）。

3.陰虛火旺：心悸不安，心煩不寐，頭暈、耳鳴、健忘、腰酸、五心煩熱、口乾津少。

【按穴】 兩手食指按太衝（圖12）。

兩手翻至背後，拇指按腎俞（圖28）。

4.心脾兩虛：心悸健忘、多夢易醒、頭暈目眩、肢倦神疲飲食無味、面色不華。

【按穴】 兩手拇指按足三里（圖18）。

一手從肩頭探下去，中指按兩側心俞（圖49）。兩手翻至背後，拇指按脾俞（圖28）。

【排濁】　(1)從心區（膻中）往出抓病氣。(2)疏導手三陰經。

十五、狹心症、胸痛

狹心症的患者經常胸部發悶、疼痛。

【按穴】　兩手食指按太衝（圖12）。就等於直接刺激控制心臟功能的延髓（腦的最下方，連接脊髓的上方）。心臟一經調整，胸痛也就消失了。此外，對於腰痛與歇斯底里也有療效。

十六、心悸、呼吸困難

心悸指心中悸動，驚惕不安，不能自主。心臟衰弱，心力衰竭或患有心臟神經官能症者。另外，睡眠不足，疲勞過度，貧血，疾走，上樓梯，驚嚇、發怒、激動都容易引起心

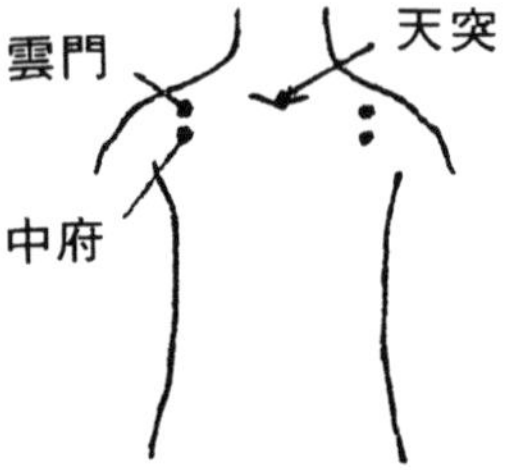

圖55

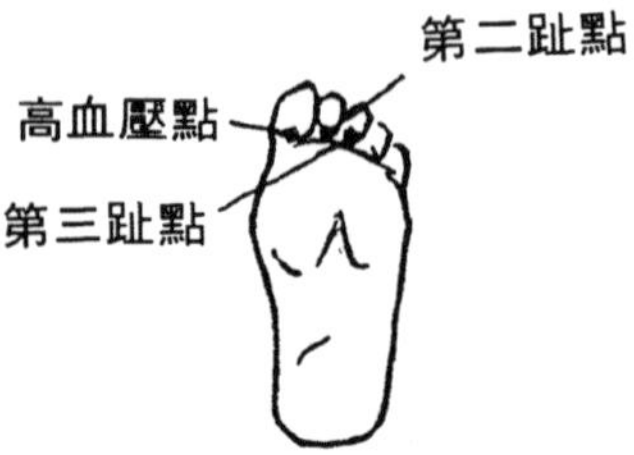

圖56

悸（突發性心搏過速）。這是自律神經失調的一種症狀。

【按穴】　兩手拇指交替按兩側郄門（圖48）。就會影響到調整心臟跳動的延髓。即可減緩心臟跳動，解除呼吸困難和胸部鬱悶。

拇指按膻中（圖47）。巨闕（圖47）。天突：此穴爲氣息出入之要塞，可宣肺利疾。

天突：頸前中央，胸骨上端（圖55）。

兩手拇指交替按中府。雲門。

中府：第2肋骨間，胸壁的上端。背負重的地方（圖55）。

雲門：中府上一橫指（圖55）。

【按持效穴點】

兩手拇指交替按兩腳第二、三趾裡根部的中心（圖56）。

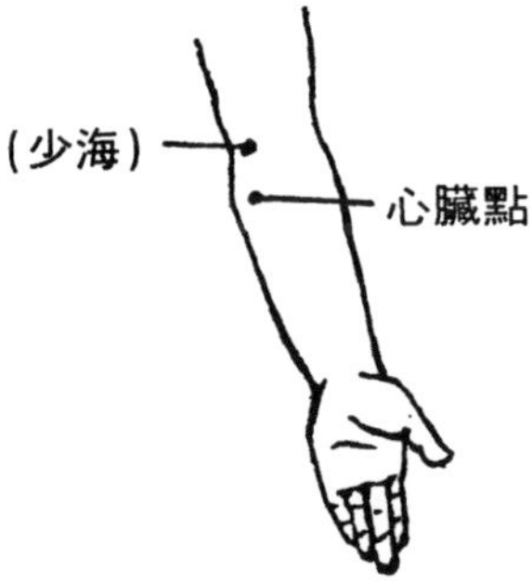

圖57

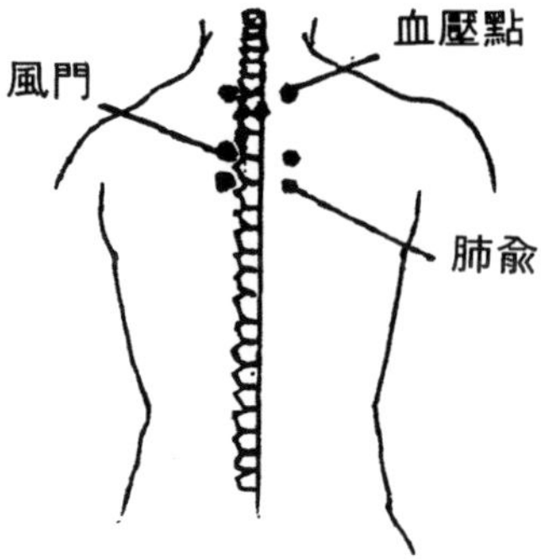

圖58

十七、風濕性心臟病

風濕性心臟病是風濕性心臟內膜炎反覆發作後在心瓣膜上遺留下疤痕，使瓣膜功能失調，導致心功能不全的一種疾病。以二尖瓣受損者爲常見，其次爲主動脈瓣，也有兩者同時受損的表現爲狹窄或關閉不全，因而出現一系列症狀。如：心悸、氣喘、胸悶乏力、浮腫，失眠，重者可併發心力衰竭和心房纖維性顫動。

【按穴】　兩手拇指交替按兩側內關（圖5）。大陵（圖26）。郄門（圖48）。神門（圖26）。心臟點。

心臟點（風心病定性穴）：在少海（圖20）下四横指處（圖57）。

拇指按膻中（圖47）。中指扣按巨闕（圖47）。

一手從肩頭探下去按兩側風門。肺俞。心俞（圖49）。

風門：第二胸椎棘突下，旁開約二橫指處（圖58）。
肺俞：第三胸椎棘突下，旁開約二橫指處（圖58）。
【排濁】 (1)從心區和風門、肺俞處往出抓病氣。
(2)疏導手三陰經。

十八、高血壓

成年人收縮壓達到一六〇以上者舒張達到九五以上，則可稱爲「高血壓」。多見於中、老年。其症狀是頭重、暈眩、心悸、胸悶、氣喘、耳鳴、肩脖僵硬、記憶力減退、手指發麻等。倘若病情惡化，嚴重損害腦、心、腎。發生高血壓腦病，心力衰竭及尿毒症。並常有視力模糊或失明。

【按穴】 兩手拇指交替按兩側內關（圖5）。曲池（圖16）。兩手拇指按足三里（圖18）。懸鍾：此穴爲髓會。腦爲髓海，高血壓與大腦有關。因此，通過它調整大腦的功能，改善其症狀。

懸鍾：外踝尖直上四橫指，當腓骨緣處（圖59）。

拇指按百會（圖11）：升清、降濁、熄風益髓。

一手拇指按印堂（圖1）。另一手拇、中指扣按風池（圖8）。

【按特效穴點】

1.兩手拇指按血壓點。

血壓點：第六頸椎棘突下，旁開二橫指（圖58）。

2.兩手拇指交替按兩側陽溪：可消除阻塞血管內的廢棄物。按時有劇烈疼痛反映時，一般上升一六〇～一八〇。如上升一八〇～二〇〇加按合谷（圖2）。

陽谿：屈肘側掌。位於腕背橫紋橈側端，拇短伸肌腱與拇長伸腱之間的凹陷中，當拇指向上翹起凹陷明顯處（圖60）。

3.兩手中指按束骨：爲頭病取足，上病下取，引血下行，尤其對老年高血壓病舒張壓難降者，近期療效更爲滿意。

束骨：足小趾外側本節（第五趾蹠關節）的後方陷中（圖59）。

【隨症取穴】

1.**腎機能衰退，精力不足**

高血壓患者普遍有腳涼，腳底板硬，觸及腳心湧泉穴感到刺痛難忍。即表示腎機能已在衰退。西醫以含有副腎皮質荷爾蒙的藥物，來降血壓。其結果將會使副腎機能越來越弱。

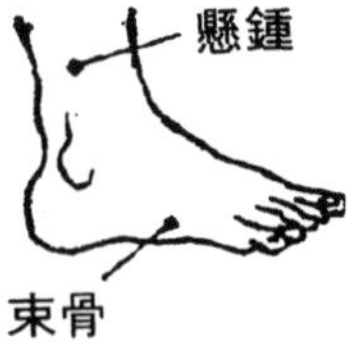

圖59

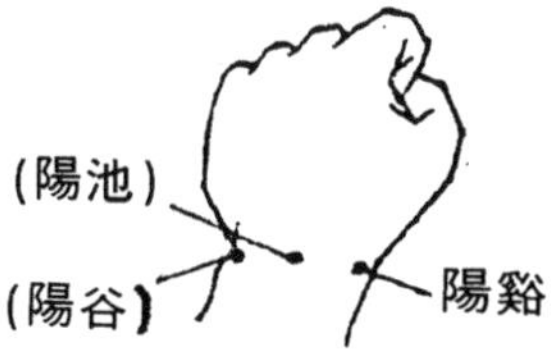

圖60

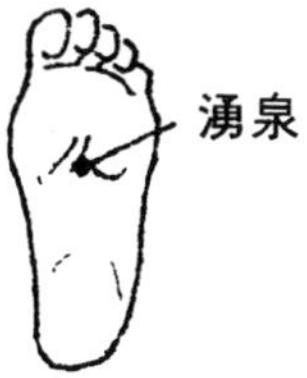

圖61

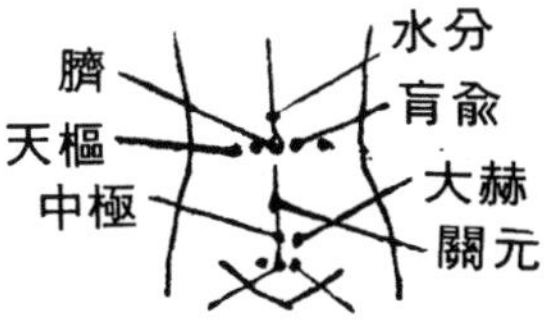

圖62

【按穴】　兩手拇指按太谿（圖53）。湧泉。肓俞。

湧泉：足底（不包括腳趾）前三分之一處，蹺足時呈凹陷處（圖61）。此穴，被稱生命之泉，湧出精力之穴。

肓俞：臍旁開半橫指處（圖62）。

兩手翻至背後，拇指按腎俞（圖28）。即可增強腎功能，降低血壓，提高精力。

2.精神緊張，情緒不安

精神緊張，引起血壓增高。而高血壓患者又容易緊張、衝動、焦躁、發怒、驚恐。所以消除這些不良情緒，有利於穩定血壓。

(1)他們往往無法控制自己，因一件小事就可大發脾氣。過後冷靜下來又後悔。

【按穴】　兩手拇指交替按郄門（圖48）。當要發火的時候，馬上按上，便可抑制暴怒，也會消除心跳過速、呼吸困難等不舒服的病狀。

⑵他們遇到困難容易失去信心，心情沮喪。

【按穴】 拇指按關元。

關元：臍下四横指（圖62）。這是個蓄滿精力的穴。可以使體內充滿精力。

⑶讓他們在衆人面前發言會全身僵硬，呼吸急促，心跳加快。這是怯場的表現。另外遇到突然驚嚇，感到血液往上湧，血壓會驟然升高。

【按穴】 一手拇指按百會（圖11）。一手拇、中指扣按天柱（圖8）。

拇指按膻中（圖47）。中指扣按巨闕（圖47）。

兩手拇指交替按兩側合谷（圖2）。

3.性冷漠、陽痿

高血壓患者，每到傍晚，會感到體虛乏力，尤其是下半身更感到疲倦。這是因循環系統異常導至上半身發熱，下半身發冷的結果。爲了增進性能力，必須使下半身強壯一些。

【按穴】 兩手拇指按天樞。此穴爲下半身交界處，它可以恢復上下半身平衡。

天樞：臍旁開二横指處（圖62）。

拇指按水分。此穴有助於恢復性慾。還可消除腳面上浮腫。

水分：臍上一横指處（圖62）。

所謂陽痿，多半是心理因素所致。人遇有煩惱被困擾時，自律神經就處於不安定的情形。自然勃起力也就衰退了。高血壓患者大都自律神經失調，常常無法排除精神壓力。所以要治好陽痿，一個是解除精神負擔，另一個是調整腎功能，按五個喚回勃起力的穴位。

【按穴】 拇指按關元（圖62）。中極。

中極：關元下横指處（圖62）。

兩手拇指按大赫。

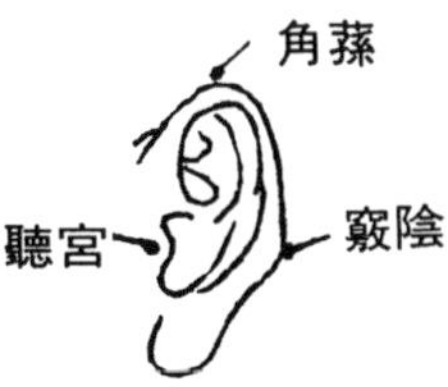

圖64

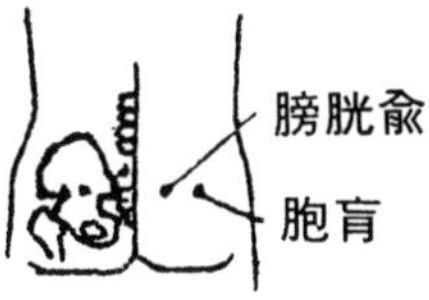

圖63

大赫：中極旁開半横指處（圖62）。

兩手翻至背後，拇指按膀胱俞。胞肓。

膀胱俞：在第二骶椎棘突下，旁開約二横指處（圖63）。

胞肓：膀胱俞兩旁二横指處（圖63）。

4. 耳鳴、手發麻

搭乘高速電梯，高血壓患者會產生耳鳴、鼻塞、頭昏等症狀，這是因爲氣壓的激烈的變化。上升時集中在下半身，下降時集中在上半身。血壓容易變動的人，其體內的循環機能無法適應環境的驟變，就產生耳鳴。

【按穴】 兩手拇指按翳風（圖24）。聽宮。角孫。竅陰。

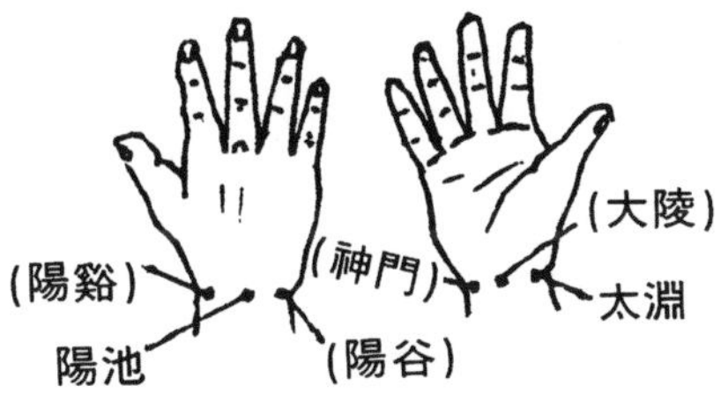

圖65

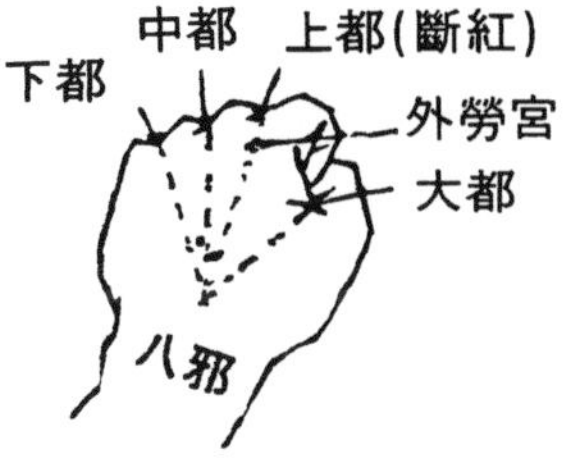

圖66

聽宮：耳屏前，當張口時凹陷處（圖64）。

角蓀：用拇指將耳廓向前折曲時，當耳尖正上方入髮際處（圖64）。

竅陰：用拇、食指壓著耳朵，此穴在中央點（圖64）。

兩手食指交替按兩側中渚（圖7）。此穴能使耳膜張肌血液循環變良好。不再興奮而軟化，鼓膜拉緊之後，便不會耳鳴。

高血壓患者往往手腕發麻，是因爲手掌與手腕間的血液流動不順暢，呈現出痲痹狀態。如果手部忽然有不聽使喚的現象，這就是即將痲痹的前奏。要儘快地消除這種感覺。

【按穴】　用拇、食指分別扣按陽谿（圖60）與對面的太淵。陽池與對面的大陵（圖26）。陽谷（圖31）與對面的神門（圖26）。

太淵：腕横紋，橈動脈，橈側凹陷中（圖65）。

陽池：腕背横紋中央，第四掌骨後緣凹陷中（圖65）。

兩手四指交替按兩側八邪。

八邪：握拳，每兩個相鄰掌骨小頭之間（圖66）。

【排濁】疏導任脈。

十九、低血壓

成年人的收縮壓在一一〇～一〇〇以下，而舒張在七十～六十以下，稱低血壓。患者血管過於脆弱，難以收縮自如，血液流通比較緩慢。所以，血液很難深入到毛細血管內。內臟一直呈缺氧狀態，影響五臟六腑的機能，總感疲憊無力。此外還有頭痛，心悸，氣喘，精力不集中，月經不調，貧血，手腳冰冷等症狀。

【按穴】一手拇指按百會（圖11）。另一手拇、中指扣按太陽（圖4）。

一手拇指按巨闕（圖47）。另一手拇、食指扣按人迎（圖41）。此穴對調整血液循環，恢復血壓正常有特效。不可重按，也不可長時間按壓。

兩手食指按血壓點（圖58）。

兩手拇指交替按通里（圖42）。此穴是低血壓反應點。神門（圖26）。陽池（圖65）。

二十、高血脂

高血脂症指血漿脂質中一種或多種成分的含量超過正常値。患者常常出現頭痛、頭脹、暈眩、心悸、胸悶、耳鳴、心前區痛、打不起精神、反映遲鈍。多因過食高膽固醇，高糖食物或機體本身內在失調所致。

【按穴】　兩手拇指交替按兩側內關（圖5）。曲池（圖16）。兩手拇指按足三里（圖18）。三陰交（圖22）。陽陵泉（圖25）。豐隆（圖54）：血中脂類物質過高中醫視爲疾濁。或稱爲脂混血中。所以按痰爲主治療。此穴具有降痰濁，化瘀血，泄熱通腑的作用。可疏通脾、胃二經氣血阻滯。促進水液代謝。治血脂蛋白過高症，療效顯著。

【隨症取穴】

1. 胸悶、心前區痛。

【按穴】　拇指按膻中（圖47）。兩手拇指交替按郄門（圖48）。

2. 頭暈、耳鳴。

【按穴】 拇、食指扣按風池（圖4）。

兩手食指按太衝（圖12）。

3.頭痛、頭悶。

【按穴】 一手拇指按百會（圖11）。另一手拇、中指扣按太陽（圖4）。

二十一、胃脘痛

胃脘（胃的空脘叫做脘）痛，多由胃、十二指腸病變引起的時常性疼痛，是一種常見的反覆發作病症。俗稱「胃氣痛」、「氣痛」，其疼痛表現爲肋脅下，肚臍上部位隱痛，脹痛、絞痛、刺痛、灼痛感。並伴有脘腹滿脹，噯氣、呑酸、噁心、嘔吐等症狀。中醫認爲主要是脾胃虛弱，飲食不節，受寒鬱怒所致。

【按穴】 拇指按中脘（圖17）。此穴不僅可以改善胃部機能，連肝臟、膽囊、胰臟、腸都能予以調整。是治胃病的主要腧穴。

兩手拇指交替按兩側內關（圖5）：此穴不但主治胸腔疾病，也是治療腹腔諸患的要穴。合谷（圖2）。

兩手拇指按梁丘，足三里（圖18）。陽陵泉（圖25）。

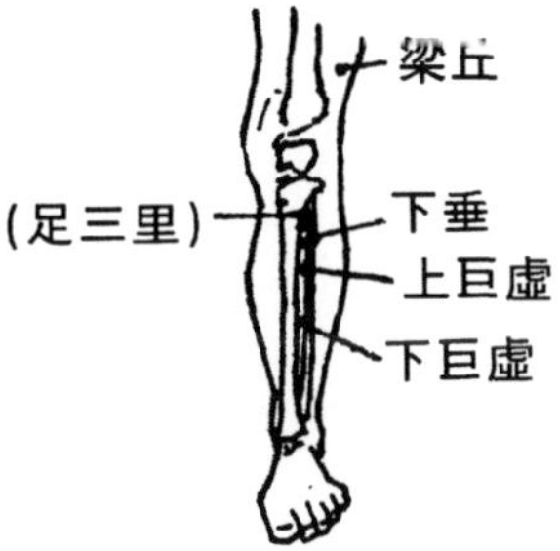

圖67

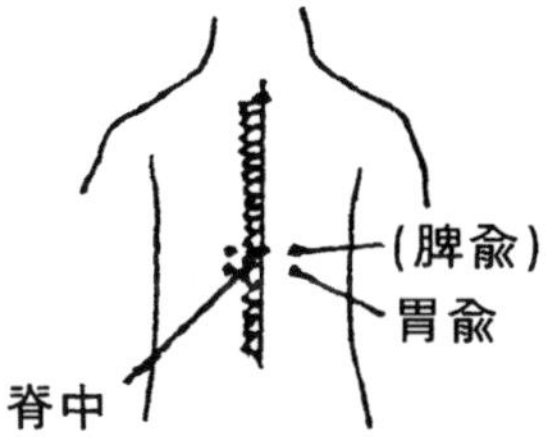

圖68

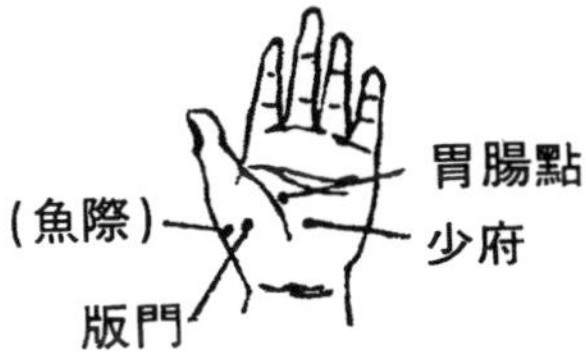

圖69

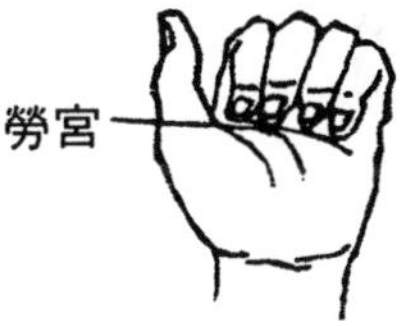

圖70

梁丘：大腿外側下方，膝髕之上外緣直上三橫指凹陷處（圖67）。

兩手翻至背後，拇指按脾俞（圖28）。胃俞。

胃俞：第十二胸椎棘突下，旁開約二指處（圖68）。

【按特效穴點】 兩手拇指交替按兩側胃腸點（圖69）。勞宮，此穴有明顯的止痛作用，尤其因夏季寒涼而發病的虛寒性胃脘病。

勞宮：在掌心，半握拳時，正當中指端點著處（圖70）。

【排濁】

(1)從中脘處往出抓病氣。

(2)疏導足三陽經。

二十二、急性胃腸炎

急性胃腸炎是出於暴飲、暴食、酗酒，或進生冷、腐敗、不乾淨、有毒性食物所引起的。發病急，突然上腹不適，疼痛、噁心、嘔吐，甚至發熱。腹瀉，便水。有的兩腿抽筋，唇青，肢冷。

【按穴】 拇指按中脘（圖17）。中指扣按神闕：肚臍。

兩手拇指交替按內關（圖5）。合谷（圖2）。

兩手拇指按天樞（圖62）。足三里（圖18）。上巨虛，此穴爲大腸反應點。下巨虛，此穴爲小腸反應點。公孫（圖27）。

上巨虛：足三里（圖18），下四橫指（圖67）。

下巨虛：上巨虛，下四橫指（圖67）。

兩手翻至背後，拇指按脾兪（圖28）。胃兪（圖68）。

【按特效穴點】 ⑴兩手拇指交替按胃腸點（圖69）。

⑵拇指按印堂（圖1）。經外奇穴，有平肝氣、理脾胃、化濕滯、通經絡、調氣血作用，可治各種胃病。

【排濁】同上。

二十三、慢性胃炎

慢性胃炎是指由不同病因所致的胃粘膜慢性炎性病變。有淺表性、萎縮性、肥厚性及胃竇炎幾種。有的是由急性胃炎治療不當或反覆發作引起。是一種常見病，中年以上更為多見。症狀：上腹燒灼痛、鈍痛、噁心、噯氣、不思飲食、飯後飽脹。中醫認為本病是由於飲食不節，損傷脾胃，或由於憂思惱怒，氣鬱傷肝，橫逆犯胃所致。

【按穴】拇指按中脘（圖17），中指扣按神闕（臍）。兩手拇指按承滿。足三里（圖18）。此穴是健胃整腸的要穴。能夠促進胃的蠕動與增加胃酸分泌，所以幫助消化。但是空腹時不得按，以免胃酸過多，刺激胃粘膜，造成胃壁受損。公孫。（圖27）。

承滿：臍上七橫指（5寸）（上脘）旁開兩橫指（圖71）。

兩手翻至背後，拇指按脾俞（圖28）。胃俞（圖68）。

【隨症取穴】

1.食積阻滯，脘痛悶脹、噯氣不舒、嘔吐酸腐食物，不思飲食或伴腹瀉。

【按穴】 兩手拇指按天樞（圖62）。石關。

石關：臍上四橫指（建里），旁開半橫指（圖71）。

2.肝氣犯胃：胃脘脹痛，攻竄兩肋。噯氣或矢氣後則舒。遇鬱怒復發或加重。

【按穴】 右手拇指按右側期門。

期門：乳頭直下二、三肋間（圖71）。

兩手拇指按陽陵泉（圖25）。

兩手翻至背後，中指按肝俞（圖28）。

3.脾胃虛寒：胃隱痛、喜溫喜按，遇冷痛加重，饑則痛甚。得食痛減，食後腹脹，伴有倦怠無力，納呆，便溏。

【按穴】 兩手拇指按公孫（圖27）。

兩手翻至背後，拇指按脾俞（圖28）。胃俞（圖68）。

4.胃陰不足：胃隱痛而有燒灼感。口苦而乾，渴不多飲。

【按穴】 兩手拇指按陽陵泉（圖25）。三陰交（圖22）。

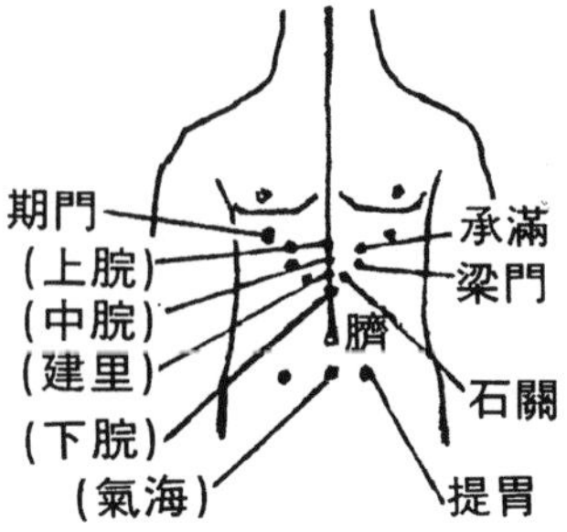

圖71

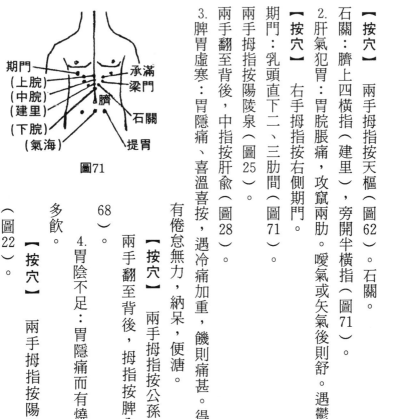

兩手翻至背後，拇指按胃兪（圖68）。

【按特效穴點】 同上。

【排濁】 同上。

二十四、胃腸神經官能症

胃腸神經官能症是一種胃腸功能失調，而無器質性變化的病症。也稱胃腸功能紊亂症。除伴有心悸、胸悶、多夢、盜汗、遺精、憂慮、神經過敏等症狀之外。胃神經官能症，以胃病症狀爲主，常有反酸、噯氣、厭食、嘔吐、劍突下燒灼感，食後飽脹，上腹不適或疼痛。腸神經官能症，以腸道症狀爲主，表現爲腹痛或不適、腹脹、腸鳴、腹瀉和便秘等。

【按穴】 拇指按中脘（圖17）。氣海（圖52）。

兩手拇指交替按側神門（圖26）。內關（圖5）。

兩手拇指按天樞（圖62）。足三里（圖18）。上巨虛（圖67）。

三陰交（圖22）。公孫（圖27）。

兩手翻至背後，拇指按脾兪（圖28）。胃兪（圖68）。

【按特效穴點】　同上。

【排濁】　同上。

二十五、胃、十二指腸潰瘍

胃、十二指腸潰瘍又稱潰瘍病。是一種常見的消化道疾病。可能與長期精神緊張、焦慮有關。如果精神上有壓力，則內壁粘膜受到影響，使血管收縮，血行不順。或者飲食習慣，進食不定時，不注意飲食衛生，吃不易消化和帶有刺激性食物，造成胃液分泌紊亂和胃粘膜機械性損傷，久而久之形成潰瘍。

大多數發生於二十～五十歲之間，男性多於女性。多有上腹部疼痛，可呈飢餓樣疼痛、脹痛、鈍痛、燒灼痛。具有節律性。胃潰瘍常在劍突下或偏左。飯後一～二小時出現。可持續一～二小時。十二指腸潰瘍則偏右，飯後三～四小時出現，疼痛不減直到下次進餐。發作常與季節、過度疲勞或飯後有關。每次發作可持續數日或數週。可伴有反酸、噯氣、噁心、嘔吐、腸鳴、失眠、多汗等症狀。

【按穴】　拇指按中脘（圖17）。

兩手拇指按章門。公孫（圖27）。足三里（圖18）。

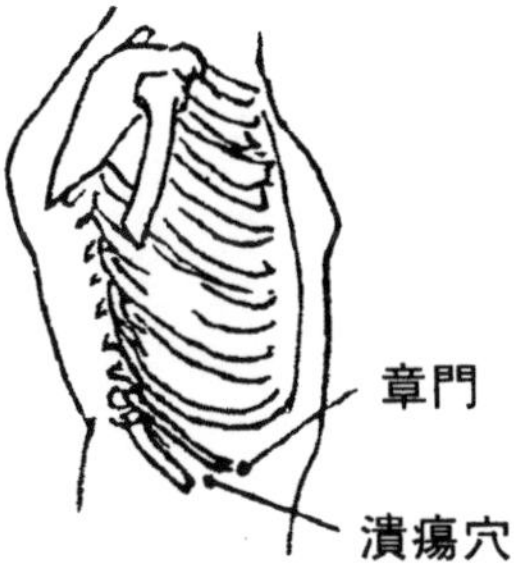

圖72

章門：自然垂肩而屈肘，肘尖所及處、十一浮肋端（圖72）。

兩手翻至背後，拇指按脾俞（圖28）。胃俞（圖68）。

【隨症取穴】

1. 胃痛。

【按穴】 拇指按左承滿（圖71）。右梁門。

梁門：中脘旁開二橫指（圖71）。

兩拇指按梁丘（圖67）。

2. 腹脹。

【按穴】 拇指按氣海（圖52）。

兩手拇指按上巨虛（圖67）。下巨虛（圖67）。

3. 吞酸。

【按穴】 兩手拇指按天樞（圖62）。太衝（圖12）。

【按特效穴點】

1. 拇指按右潰瘍點。

潰瘍點：第11與第12肋骨之間（第十二胸椎棘突下旁開五寸（胃倉穴，旁開二橫指）（圖72）。

2.拇指按印堂（圖1）。

【排濁】同上。

二十六、胃痙攣

胃痙攣是胃脘部突然發生的一種陣發性、痙攣性疼痛的病症。有時伴有嘔吐、食慾不振、噯氣、腹脹等。多由潰瘍和胃炎，胃癌及肝膽疾病引起。

【按穴】 拇指按中脘（圖17）。

兩手拇指交替按內關（圖5）。

兩手拇指按梁丘（圖67）。足三里（圖18）。公孫（圖27）。

【按特效穴點】

兩手拇指按承山（圖40）。散寒，止痛，緩解痙攣。

兩手拇指交替按兩側勞宮（圖70）。此症大多因飲食生冷，或感受寒涼所致，此穴有溫通散寒之功用。版門：此穴治胃痙攣療效快。

版門：第一掌骨中點，魚際內一橫指處（圖69）。

二十七、胃下垂

胃下垂是指胃全部下降至不正常位置。瘦長體型的人，生育過多的婦女易患此病。多有胃脘飽脹，飯後更甚。有的飯後有腹下墜感或腰痛。甚至嘔吐、噯氣。躺臥後症狀可有緩解。中醫認為本病是由脾胃虛弱，中氣下陷所致。

【按穴】　右手拇指按巨闕（圖47）。中指扣按中脘（圖17）。左手食指按氣海（圖52）。中指扣按關元（圖62）。

兩手拇指按足三里（圖18）。公孫（圖27）。

兩手拇指交替按兩側內關（圖5）。

【按特效穴點】

兩手拇指按提胃（經外奇穴）。下垂（經外奇穴）。

提胃：氣海旁開二橫指處（圖71）。

下垂：足三里下一橫指處（圖67）。

二十八、心口灼熱

心口灼熱指從心窩到胸部之間有一股難受的躁熱而言。打嗝時甚至會有酸水溢出來。多半是因吃得太多。尤其是甜食、脂肪、甘薯與糕餅等食物，更容易引起燒心，吞酸水。吸煙過量或喝太多咖啡，也能造成心口灼熱。此外，食道炎、急慢性胃炎、十二指腸潰瘍等病也會有這種現象。當有人心口灼熱時，便服小蘇打（麵起子）來抑制酸水。這是不對的，因老年人有的是胃酸減少而心口灼熱。所以有副作用。另外對低血壓者，反而有害。

【按穴】　拇指按中脘（圖17）。

兩手拇指按陽陵泉（圖25）。第三厲兌。

第三厲兌：腳的第三趾。第一關節與第二關節之間（圖73）。

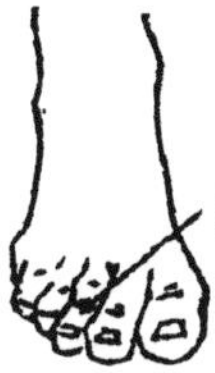

圖73

二十九、胃腸脹氣

胃腸脹氣是指進入胃腸道和胃腸道產生的氣體總量超過胃

腸道所吸收與排出的氣體總量。患者有難受的腹脹感，並可見肚子明顯凸出。這是由於飲食不當，胃內消化阻滯。所進食物運化不靈、在胃腸裡邊發酵產生氣體。此外，還有肝氣在胃脘及腹腔內橫逆。

【按穴】 拇指按膻中（圖47）。中指扣按中脘（圖17）。兩手拇指按天樞（圖62）。足三里（圖18）。

【隨症取穴】

1.肝氣橫逆。

【按穴】 右手按右側期門（圖71）。兩手中指按陽陵泉（圖25）。太衝（圖12）。兩手翻至背後，拇指按肝俞（圖28）。

2.食滯痰阻。

【按穴】 兩手拇指按豐隆（圖54）。兩手翻至背後，拇指按脾俞（圖28）。胃俞（圖68）。

【排濁】 從胃、腹部往出抓病氣。

三十、呃逆（打嗝）

呃逆指氣逆上衝，喉間呃呃連聲，短促而頻繁的一種症候。可持續數小時，嚴重時則晝夜不停。妨礙談話、呼吸，睡眠。

這是因爲橫膈膜等與呼吸有關的肌肉產生痙攣，使空氣快速從肺部吐出所至。中醫認爲多由邪積中阻，或暴怒氣逆造成。

【按穴】 食指按天突（圖55）：理氣，利咽，降逆。

拇指按膻中（圖47）。中指扣按中脘（圖17）。

拇、中指扣按攢竹（圖45）。

兩手拇指按率谷。

率谷：耳廓尖上方，入髮際約兩橫指處（圖74）。

【按特效穴點】

兩手食指按天鼎（圖37）：能和中降逆，又能直接刺激膈神經而達到降逆解痙目的。翳風（圖24）。

右手拇指按左側陰郄。由於吞了硬食、喝了冷（熱）

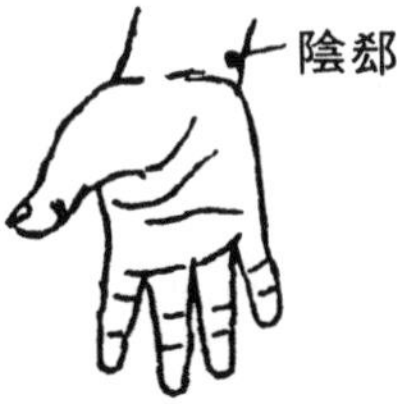

圖75

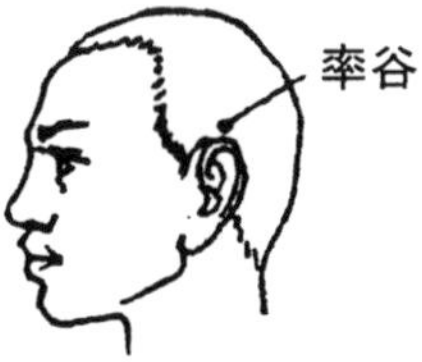

圖74

飲，吃了刺激性食物，或被突發的事情嚇住時，使隔開胸、腹之間肌肉的橫膈膜痙攣。按此穴，橫膈膜的神經就不再興奮了，打嗝自然停止。

陰郄：在腕後橫紋上半橫指處，尺側腕屈肌腱的橈側緣（圖75）。

三十一、急腹痛

急腹痛指以臍爲中心，上自胃脘以下，下從恥骨毛際以上的部位發生的疼痛而言。引起腹痛病因很多，是一種常見症狀。

【按穴】　拇指按中脘（圖17）。中指扣按氣海（圖52）。兩手拇指按天樞（圖62）：調整腸胃、清熱利濕。梁丘（圖67）：止痛迅速。足三里（圖18）。

【隨症取穴】

1. **寒痛**：外寒侵入腹內，繞臍絞痛

【按穴】兩手拇指交替按兩側勞宮（圖70）。合谷（圖2）。兩手拇指按大橫。公孫（圖27）。

大橫：臍旁開五橫指處（圖76）。

2.**食痛：**飲食不節，食積不化。

【按穴】 拇指按下脘（圖71）。

兩手拇指按梁門（圖71）。

兩手拇指交替按曲池（圖16）。

口渴：按內庭（圖3）。呑酸：按陽陵泉（圖25）。

3.**肝鬱痛：**肝氣橫逆。

【按穴】 左手拇指按膻中（圖47）。右手拇指按右期門（圖71）。

兩手拇指交替按內關（圖5）。

兩手拇指按陽陵泉（圖25）。太衝（圖12）。

兩手翻至背後，中指按肝兪（圖28）。

4.**脾胃陽虛痛**

【按穴】 拇指按右側章門（圖72）。

兩手拇指按三陰交（圖22）。

兩手翻至背後，拇指按脾兪（圖28）。胃兪（圖68）。

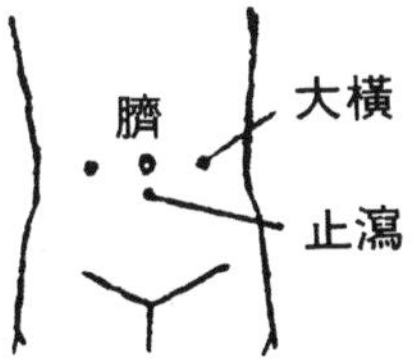

圖76

三十二、腹　瀉

腹瀉指大便次數增多及糞便稀薄或帶有濃血，是一種常見症狀。可由許多疾病引起。急性腹瀉因飲食不當，如暴飲暴食，喝生水、髒水、吃餿飯、餿菜，含有毒素的食物，以及受寒著涼。起病急，腹瀉每天數次及數十次。腹鳴、腹脹、瀉前常有臍腹疼痛，瀉後舒適，有的可有發熱。慢性腹瀉是指反覆發生，或者遷延數月，數年。多見於老人及慢性腸炎，結腸炎患者。有的吃油膩腹瀉復發加重。有的也因精神緊張，工作勞累，而復發加重。

【按穴】　拇指按神闕（臍）：此穴和諸經百脈相通，能影響脾胃和五臟六腑之功能。食指扣按氣海（圖52）。中指扣按關元（圖62）。

兩手拇指按天樞（圖62）：主治久瀉不止，虛損勞弱。足三里（圖18）。上巨虛（圖67）。

兩手翻至背後，拇指按脾俞（圖28）。胃俞（圖68）。大腸俞。

大腸俞：在左右腰骨最上端（腸骨棱）的連線上（第四腰椎突棘下齊皮帶高度），旁開二橫指處（圖77）。

【按特效穴點】

拇指按止瀉。（利尿點）

止瀉：臍下約三橫指（二・五寸）（圖76）。

兩手拇指按安田點。

安田點：從外踝與第五趾各畫一條直線，其交叉點（圖78）。

【排濁】 ⑴從腹部往出抓病氣。

⑵疏導足三陽經。

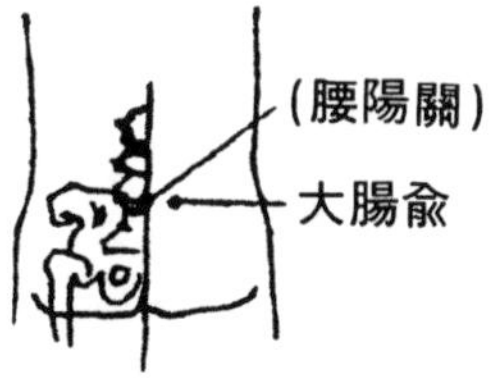

圖77

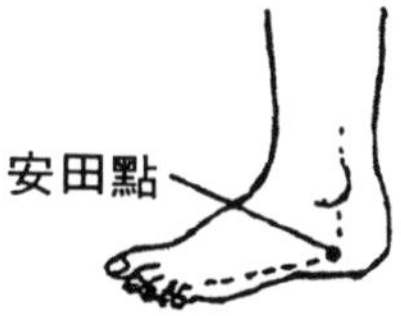

圖78

三十三、結腸炎

結腸炎起病緩慢，但有間歇急性發作和緩解期交替出現。病變主要於乙狀結腸和直腸。中醫認爲多因飲食失調，脾失運化而致。久泄及腎，以致命門失衰。久泄必虛，必脫，導致中氣下陷。

【按穴】 一手拇指按百會（圖11）。另一手拇、中指扣按天樞（圖62）。

拇指按氣海（圖52）。

兩手拇指按足三里（圖18）。上巨虛（圖67）。

兩手翻至背後，拇指按脾兪（圖28）。腎兪（圖28）。大腸兪（圖77）。

【隨症取穴】

1.嘔吐。

【按穴】 兩手拇指交替按兩側內關（圖5）。

2.裡急後重。

【按穴】 拇指按關元（圖62）。

兩手拇指交替按支溝（圖83）。

兩手拇指按太衝（圖12）。

【排濁】 同上。

三十四、闌尾炎

急性闌尾炎是由於闌尾管腔內多種細菌混合感染引起的一種急性腹部疾患。起初是肚臍周圍痛，噁心，嘔吐。以後轉爲右下腹持續性疼痛。治療不徹底，並反覆發作。即轉變慢性闌尾炎，右下腹經常隱痛。中醫認爲濕熱積滯腸腑，氣血瘀阻所致。

【按穴】　兩手拇指按天樞（圖62）。食指扣按大巨（圖80）。兩手拇指交替按兩側合谷（圖2）。曲池（圖16）。兩手拇指按足三里（圖18）。上巨虛（圖67）。內庭（圖3）。

【按特效穴點】

兩手拇指按闌尾點。

闌尾點：足三里下二橫指處（圖39）。

三十五、菌　痢

細菌性痢疾是夏、秋兩季常見的腸道傳染病。病菌侵入人體後一般一～二日出現發熱，腹痛，裡急後重和排濃血樣便等症狀。一～二週內症狀可自行消退。治療不當或不及時，可延爲慢性痢疾。

【按穴】　拇指按中脘（圖17）。食指扣按氣海（圖52）。中指扣按關元（圖62）。兩手拇指交替按兩側合谷（圖2）。兩手拇指按天樞（圖62）。足三里（圖18）。上巨虛（圖67）。陰陵泉。三陰交（圖22）。

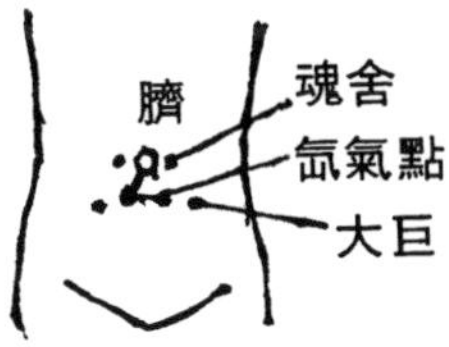

圖80

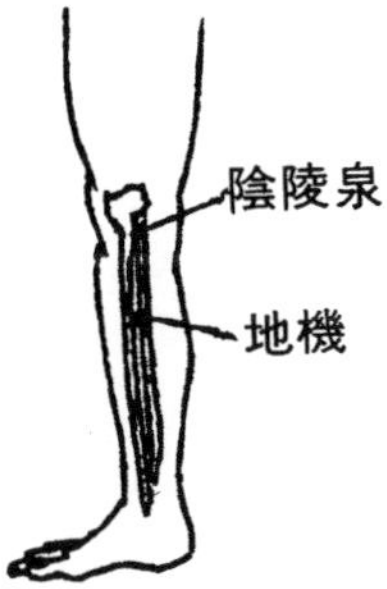

圖79

陰陵泉：脛骨內髁下緣凹陷處（圖79）。

【隨症取穴】

1.高燒。

【按穴】　食指按大椎（圖15）。兩手拇指交替按兩側曲池（圖16）。

2.裡急後重。

【按穴】　兩手拇指交替按兩側支溝（圖83）。兩手食指按太衝（圖12）。

3.噁心、嘔吐。

【按穴】　兩手拇指交替按兩側內關（圖5）。

【按特效穴點】

拇指按骶凹。

骶凹：在尾骨尖端與肛門之間。離尾骨尖約一橫指。因乙狀結腸，直腸，肛門等部位是脊腰骶節之神經支配的。而此穴就在這一神經分布區域內。又很接近病變部位。所以療效較好。

兩手拇指按魂舍。此穴是痢疾的反應點。

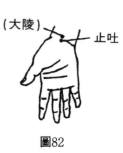

圖82

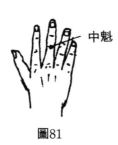

圖81

魂舍：臍旁開一橫指處（圖80）。

三十六、嘔　吐

嘔吐指胃脘不適、噁心、胃內食物等從口中湧吐出。是一種原因複雜的常見症狀。外感風寒，暑濕或飲食不當，爲多見。

【按穴】　拇指按中脘（圖17）。

兩手拇指交替按兩側內關（圖5）；降逆、止嘔。中魁。

中魁：中指背側第二節尖（關節橫紋中點）。（圖81）。

兩手拇指按足三里（圖18）。陽陵泉（圖25）。公孫（圖27）。

【按特穴點】

兩手拇指交替按兩側止吐。

止吐：在手掌面上，腕橫紋正中（大陵）直下半橫指（圖82）。

三十七、便　秘

便秘指兩天以上排便一次。糞便乾燥，堅硬，排便困難。腸的運動與精神刺激有非常密切的關係。由於精神持續緊張，出差、旅行、著急上火都會引起便秘。另外年老體衰、久病體虛、產後氣血虧虛者，高血壓、吃過量的肉類與白砂糖，而少吃蔬菜、水果等食物都可造成便秘。便秘會使人皮膚粗糙，臉上生雀斑。食慾不振、頭暈乏力、全身酸痛。

【按穴】　兩手食指按迎香（圖45）。

兩手拇指按天樞（圖62）。食指扣按大巨。女性尤其要注意左邊的大巨，此穴對治療廢血（經血）所引起的便秘尤具奇效。

大巨：天樞下二橫指（圖80）。

兩手拇指按上巨虛（圖67），承山（圖40）。照海（圖86）。

兩手翻至背後，拇指按大腸俞（圖77）。

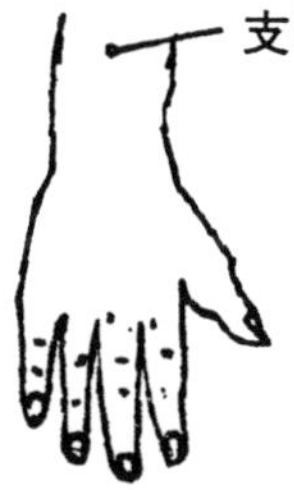

圖83

【按特效穴點】

兩手交替按兩側支溝。此穴會加速腸子蠕動，從而解除便秘。

支溝：腕背橫紋正中四橫指，兩骨之間凹陷中（圖83）。

習慣性便秘者，睡前和起床後，兩手中指按內庭（圖3）。天樞（圖62）。

三十八、脫　肛

脫肛指直腸和直腸粘膜脫出肛門之外的病症。多見於小兒、老人和久病體弱的患者。女性多於男性。早期症狀不明顯，僅在排便時有物脫出。便後自行回納。以後脫出物逐漸增大，須用手托回。患者常有下墜感。排便次數增多，且有排便不盡的感覺。可有尿頻，排尿困難的現象。

嚴重時咳嗽、打噴嚏、走路、站立、排尿都可脫出。脫出的直腸粘膜可有炎症、水腫、潰瘍及出血。

【按穴】　拇指按百會（圖11）。長強。

長強：在尾骨端下三分處（圖84）。

食指按氣海（圖52）。中指扣按關元（圖62）。

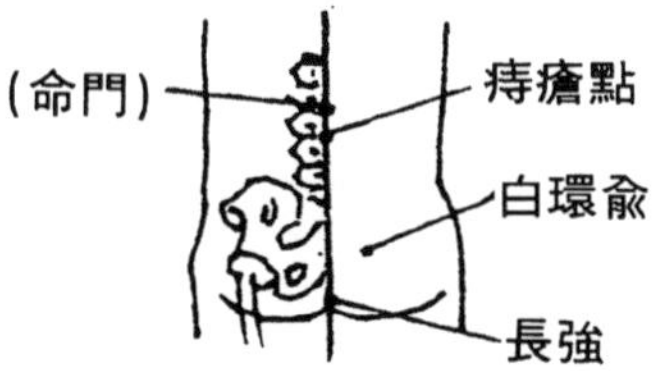

圖84

兩手翻至背後，拇指按大腸兪（圖77）。白環兪。
白環兪：在第四骶椎棘突下，旁開二橫指處（圖84）。
兩手拇指按足三里（圖18）。承山（圖40）。

三十九、痔　瘡

痔瘡是肛門部與直腸下部的靜脈叢發生曲張，形成的靜脈團。是一種常見病、多發病。俗語說：「十男九痔」。其種類較多，患裂痔的女性居多，而痔瘻的則男性占多數。大約百分之八十的痔瘡患者都是得了痔核。可分內與外兩種。一旦內痔核惡化時，即會演變脫肛，有時候甚至會使肛門與直腸產生息肉或癌症。其自覺症狀，排便後可見不與糞便相混的鮮血。嚴重時騎車、走路、坐櫈都可發生疼痛。

【按穴】　拇指按百會（圖11）。長強（圖84）。
兩手中、食指交替按兩側二白：祛瘀通痹，通經活血，使鬱滯解，絡脈通，痔疾癒。
二白：在掌腕橫紋正中（大陵）直上五橫指（4寸）。兩筋間爲一穴。大筋外側（橈側）爲另一穴（圖85）。

【按特效穴點】

兩手拇指按承山（圖40）。無論內痔、外痔或混合痔，其消炎、止痛效果迅速，另外對肛裂、便血療效也很好。

兩手拇指交替按兩側孔最。此穴爲肺經氣血集中之部位。不僅對痔瘡有預防和治療的顯著效果，同時對於感冒、喉嚨痛、支氣管炎、腸胃不適、鼻病及皮膚異常症狀也有不同的療效。

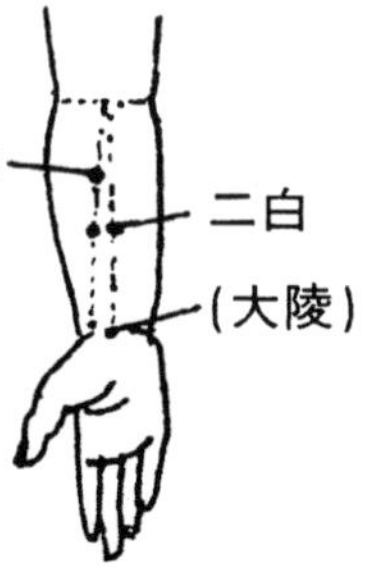

圖85

孔最：手臂內側偏右。從食指根到肘部橫紋折處的正中點畫一條線，從肘部沿此線向下四橫指處（圖85）。

拇指按痔瘡點。

痔瘡點：對臍之背脊骨（命門）下一橫指處（圖84）。

四十、疝　氣

疝氣指少腹（下腹部叫小腹，小腹兩旁叫少腹）痛引睾丸或睾丸腫痛的一種病。患者往往好動氣，以發作性而至腸的劇痛，牽引陰囊睾丸或腰脊等部位。

1. 氣疝

因氣滯或氣脹而發生疼痛的叫氣疝。

(1)小腸、臍（屬小腸）部氣滯、自上而下，少腹腫痛，牽引睪丸併腰脊痛，陰囊不腫，叫小腸氣疝。

(2)少腹腫痛，膀胱氣不順，小便難，叫膀胱疝。

(3)睪丸偏墜（一邊腫大）或左或右。氣大腫大，氣止脹消，叫氣卵。一經動氣，立即就犯。

2. 勞疝

勞心過度或勞力過猛，以致睪丸腫痛。

3. 寒疝

吃生冷食物或坐臥濕地、陰寒內結、氣滯不行，以致囊冷結硬。

【按穴】　拇指按神闕（臍）。食指扣按氣海（圖52）。中指扣按關元（圖62）。

兩手拇指按足三里（圖18）。三陰交（圖22）。照海、大敦。

照海：內踝下緣凹陷中（圖86）。

大敦：腳拇趾外側，趾甲旁一分許（圖87）。

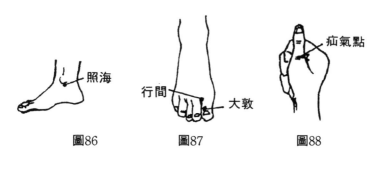

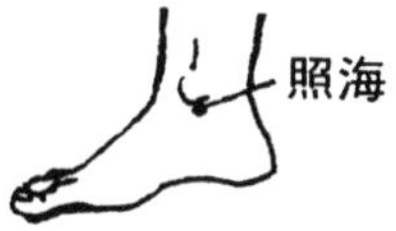

圖86

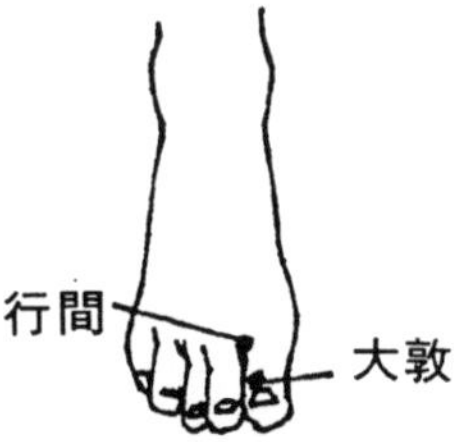

圖87

圖88

【按特效穴點】

兩手拇指交替按疝氣點。

疝氣點：拇指中末節、關節背側有三條橫紋。取中紋與指背靜脈交叉點。若靜脈不顯，屈拇指，取梭角中點即可（圖88）。

疝氣穴點：用繩先量取兩嘴角的長度，後延長三倍，再折成等邊三角形，上角放於臍心，下邊在臍下呈水平，下邊兩端盡處是穴。用雙手拇指按壓（圖80）。

【排濁】⑴從睪丸處往出抓病氣。

⑵疏導足三陰經。

四十一、感　冒

感冒是由多種病毒引起的，人類最常見的呼吸道傳染病。稱爲「上呼吸道感染」。受涼，淋雨，勞累，可以促使發病。病人常有發熱、發冷、頭痛、鼻塞、流涕、咳嗽、噴嚏、全身酸痛等症狀。其症狀並不嚇人，可怕的是它所引起的併發症。可以說感冒是萬病之源。中醫認爲是風邪侵襲人體引起的外感疾病，稱傷風。

【按穴】　一手從肩頭探下去，中指按兩側風門（圖58）。風邪從此侵入人體。肺兪（圖58）。

拇、中指扣按風池（圖4）。風邪侵入人體後就會聚集在此。拇指按風府（圖8）。風邪從風池轉入風府，直至腦空，然後進入頸部，就會出現頭痛，手腳關節痛等症狀。

風門、風池、風府三穴合用，能發散風寒、怯邪外出。對感冒不僅有治療功效，同時亦具有預防的作用。一有頭痛腦熱、鼻子不通、嗓子發乾、流清鼻涕、咳嗽，馬上按此三穴。便可有效的控制住病情。

【隨症取穴】

1.發燒。

【按穴】　中指按大椎（圖15）。此穴能解表退熱，疏散風寒。具有調節機體免疫功能和抑制變態反應的作用。

兩手交替按兩側合谷（圖2）。曲池（圖16）。此二穴可通大腸，降肺氣；理氣血；退熱邪。

兩手拇指交替按兩側三陽絡。此穴可促進發汗，加速退熱。

三陽絡：手背腕橫紋中（陽池）上五橫指（四寸）（圖89）。

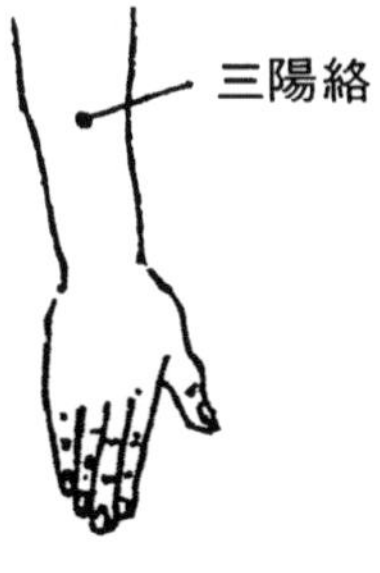

圖89

2. 鼻塞流涕。見四十二。
3. 頭痛。見一。
4. 咳嗽。見四十七。
5. 咽喉腫痛。見四十六。

【排濁】 (1)從脖後根往出抓病氣。
(2)疏導手三陽經。

四十二、急性鼻炎

急性鼻炎是一種常見病。受涼後身體抵抗力減低，病毒和細菌相繼侵入引起。可傳染。不及時治療，反覆發作，可致慢性鼻炎。另外身體對某些過敏原（如花粉，塵埃）敏感性增高而在鼻部出現的異常反應。以鼻癢、陣發性連續噴嚏、大量流清涕，以及眼結膜、上腭及外耳道發癢等爲主要症狀。

【按穴】　一手拇、中指扣按風池（圖4）。另一手食、中指扣按迎香（圖45）。

一手食指按顖會。中指扣按上星（圖1）。無名指扣按神庭。

顖會：頭正中線，入髮際二橫指半（圖90）。

神庭：頭正中線，入髮際半橫指（圖90）。

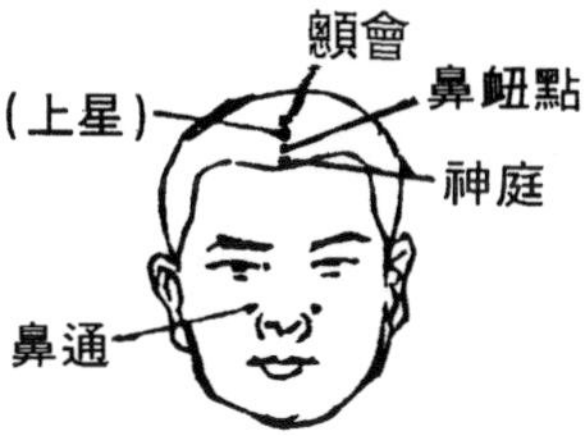

圖90

一手拇指按印堂（圖1）。另一手食、中指扣按鼻通。

鼻通：鼻骨下凹陷中，鼻唇溝上端盡處（圖90）。

兩手拇指交替按兩側合谷（圖2）。此穴有明顯的抑制鼻粘膜分泌的作用。

兩手拇指按足三里（圖18）。

【排濁】　⑴從鼻部往出抓病氣。

⑵疏導手三陽經。

四十三、慢性鼻竇炎

慢性鼻竇炎是上呼吸道感染反覆發作，細菌通過鼻粘膜侵入副鼻竇形成鼻竇積膿引起的。多見頭痛、鼻塞、流涕（為粘性、膿性、粘液膿性）等症狀。伴有失眠、健忘、精神不集中以及嗅覺功能減退等。

【按穴】 同上。

【隨症取穴】

1.風寒化熱。

【按穴】 兩手拇指交替按兩側列缺（圖13）。曲池（圖16）。一手從肩頭探下去，中指按兩側肺兪（圖58）。

2.肝膽火盛。

【按穴】 一手拇、中指扣按風池（圖4）。另一手拇、食指扣按陽白（圖1）。兩手食指按太衝（圖12）。

【排濁】 同上。

四十四、鼻出血

鼻出血是一種常見症狀。引起鼻出血原因很多，如炎症、高血壓、高熱、外傷、氣壓變化，外感熱病，女子倒經及其他疾病等。

【按穴】 右手拇指按人中（圖23）。左手拇指按右手合谷（圖2）。一手拇指按上星（圖1）。另一手拇、中指扣按風池（圖4）。兩手拇、食指交替扣按兩側少商、老商。

少商：在拇指橈側，爪甲角後一分許（圖91）。

老商：在拇指尺側，爪甲角後一分許，和少商相對（圖91）。

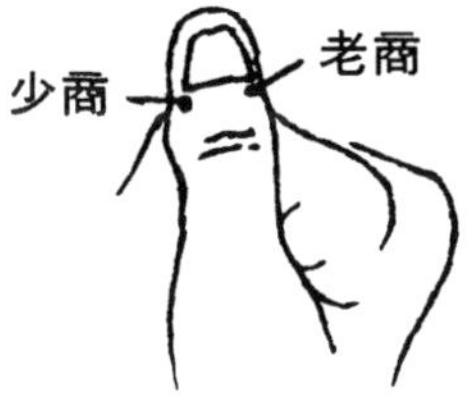

圖91

【按特效穴點】

1.一手食、中指扣按兩側迎香（圖45）。另一手食指按大椎（圖15）。能治療心火、肺火、胃火等引起的鼻出血。

2.兩手食指按行間：能降肝氣，肝得清肅，血隨之而下。對外感熱邪和高血壓及激烈運動引起鼻出血，有較好的止血效果。

行間：在足大趾與次趾趾縫後約五分處（圖87）。

3.拇指按鼻衄點：不管什麼原因引起的鼻出血，按此點三～五分鐘可止血。

鼻衄點：在神庭與上星之間（圖90）。

四十五、咽　炎

咽炎是疲勞，煙酒過度或受涼後，人體抵抗力減弱時，受細菌侵入引起咽部粘膜的急性炎症。也可繼發於急性鼻炎和急性扁桃體炎之後。治療不及時，反覆發作或陰虛體質或職業關係。如教師、歌唱家，常容易患慢性咽炎。其症狀爲：咽部分泌物增多而粘稠，貼在咽部而有不適感。晨起時由於粘稠分泌物附著咽壁較多，常引起刺激性咳嗽，噁心，直至咳出爲止。咽乾微痛，咽部可見粘膜出血，呈暗紅色。

【按穴】　一手拇指按廉泉。另一手拇、中指扣按天柱（圖8）。此穴治療急性咽炎，消炎，止痛迅速。

廉泉：外喉頭上橫紋中微陷處（圖92）。

慢性期。兩手拇指按照海（圖86）：清熱利咽、養陰潤喉。太谿（圖53）。

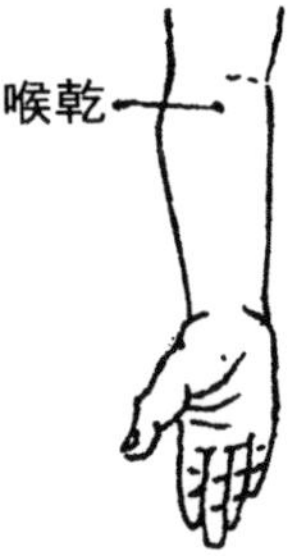

圖93

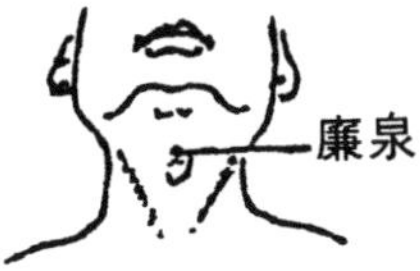

圖92

兩手拇指交替按兩側列缺（圖13）。

【按特效穴點】

兩手拇指交替按兩側喉乾。合谷（圖2）。此穴可消除喉嚨的疼痛、炎症。還能提高喉嚨纖毛功能，消除痰等內分泌異物。並且與聲帶發聲關係密切。歌唱前點按此穴，可使發聲順利而優美。

喉乾：在前臂前面、肘橫紋下兩橫指橈、尺骨之間（圖93）。

【排濁】 (1)從喉部往出抓病氣。

(2)疏導手三陽經。

四十六、扁桃體炎

扁桃體炎是以扁桃體爲主的咽部炎症。是常見病，有急性和慢性之分。多發於春秋季節。主要是因鏈球菌，葡萄球菌侵入扁桃體引起炎症。急性期可併發中耳炎和氣管炎。中醫稱「乳娥」。認爲多因風熱之邪侵襲肺胃所致。全身症狀：畏寒發熱，體溫在三七・八～

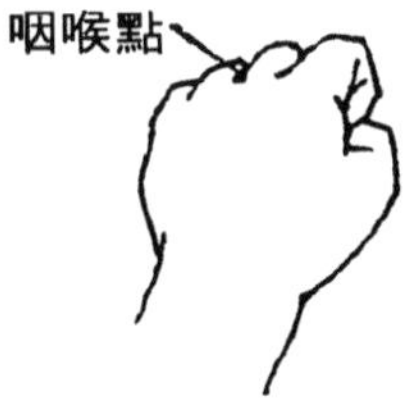

圖95

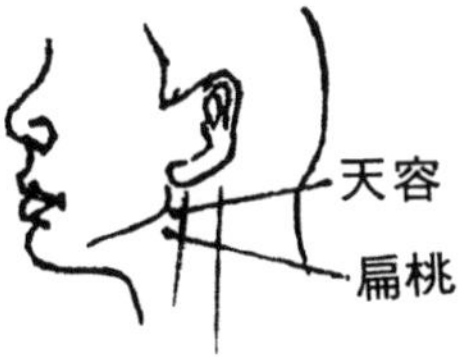

圖94

四十・五度之間，頭痛、全身酸痛。兩側扁桃體紅腫、咽部充血，下頜淋巴結腫大，壓痛。咽部痛、吞咽、咳嗽加重。耳鳴聽力減退、語言不清晰。

【按穴】 一手拇、中指扣按天容。另一手中指按大椎（圖15）。

天容：在耳曲頰後，平下頜角，胸鎖乳突肌前緣凹陷中（圖94）。

兩手拇指交替按兩側少商（圖91）。合谷（圖2）。手三里（圖35）。

【按特效穴點】

兩手食指交替按兩側咽喉點。

咽喉點：在手背三、四指本節後半寸處（圖95）。

拇、中指扣按扁桃。

扁桃：在下頜角下緣，頸動脈前方處，即天容前下方五分處（圖94）。

【排濁】 同上。

四十七、咳　嗽

咳嗽是呼吸道系統常見症狀。輕的由感冒引起。重的由急、慢性支氣管炎，支氣管擴張或結核以至肺部腫瘤等引起。

咳嗽是一種使呼吸順通的自衛反應。因此，不可以隨便服用鎮咳藥物。鎮咳藥物多半是屬於劇性藥，所以會產生心悸，血壓上升等副作用。但是咳嗽也會消耗體力，影響睡眠，損害健康，長期咳嗽是促進肺氣腫形成的因素。

【按穴】　拇指按天突（圖55）。膻中（圖47）。兩手拇指交替按列缺（圖13）。魚際（圖20）：清肺、疏風泄熱、利咽止咳。孔最（圖85）。

【按特效穴點】

兩手拇指交替按咳喘點。

咳喘點：在手心區食、中指連縫下一橫指（圖96）。

【排濁】　(1)從喉嚨、氣管處往外抓病氣。

(2)疏導手三陽經。

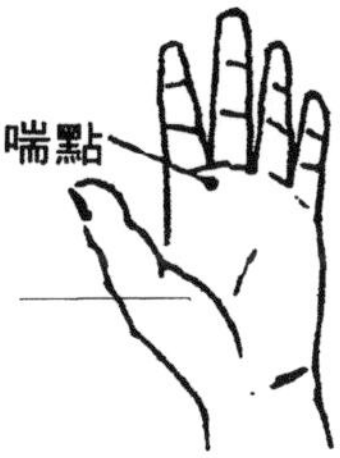

圖96

四十八、支氣管炎

支氣管炎是支氣管因受到細菌，病毒感染或物理、化學因素的刺激或過敏而引起的炎症。如反覆發作，未經徹底治療，可致慢性支氣管炎。是危害健康的常見呼吸道疾病。先有鼻塞、流涕、咽痛、畏寒、發熱等上呼吸道感染症狀。

咳嗽是主要症狀，開始乾咳，而後有痰。初爲粘液，後爲粘液膿痰。慢性支氣管炎咳嗽可持續三個月以上。俗稱：「老咳嗽」。少數患者由於反覆感染而致肺氣腫，支氣管擴張，甚至肺源性心臟病。

【按穴】 拇指按天突（圖55）。膻中（圖47）：寬胸降逆、清肺化痰。

食指按大椎（圖15）。

兩手拇指按兩側列缺（圖13）。太淵（圖65）。尺澤（圖43）。

一手中、食指扣按定喘：理氣宣肺、止咳定喘。

定喘：大椎旁開半橫指（圖97）。

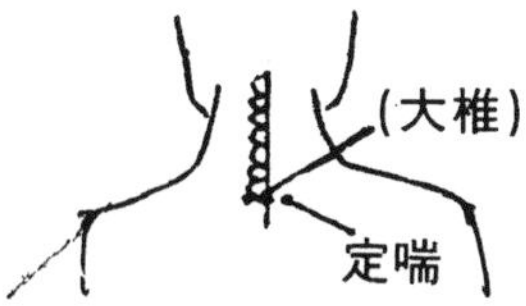

圖97

【隨症取穴】

1.風寒：天涼，受寒。

【按穴】 拇、中指扣按風池（圖4）。一手從肩頭探下去，食指按兩側風門（圖58）。

2.風熱：風寒化熱，出現咽痛，發熱，黃稠痰。

【按穴】 兩手拇指交替按兩側合谷（圖2）。曲池（圖16）。

3.痰濕。

【按穴】 兩手拇指按豐隆（圖54）。三陰交（圖22）。

4.咽痛。

【按穴】 兩手交替按咽喉點（圖95）。

5.慢性支氣管炎反覆發作。

【按穴】 兩手拇指按足三里（圖18）。兩手翻至背後，拇指按脾俞（圖28）。腎俞（圖28）。

【按特效穴點】

兩手拇指按庫房。此穴是支氣管炎定性穴。

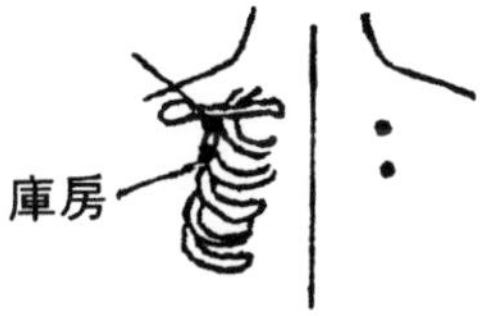

圖98

庫房：前正中線（任脈）旁開五橫指（四寸）。乳頭直上，第一肋骨間隙中（圖98）。

【排濁】同上。

四十九、支氣管哮喘

哮喘是常見的呼吸道過敏性疾病。發作時支氣管平滑肌痙攣。使支氣管變窄，造成呼吸困難，喘氣時發出哮喘吼聲。俗稱：「吼病」，「暴喘」。一種是吸入冷空氣，油煙化學氣體由於反射而引起。另一種是患者對外界的過敏源。如花粉，動物皮毛、粉塵、魚蝦等產生過敏引起的。常突然發作，先有咳嗽、噴嚏、鼻癢、胸悶等先兆病狀，繼而乾咳、喉間哮鳴。自覺空氣不足、呼吸急促、痰多、心悸、浮腫，嚴重時不能平臥。哮喘長期反覆發作，可以引起肺氣腫。

【按穴】 拇指按天突（圖55）：宣肺化痰、主治哮喘、咳嗽。

一手拇指按膻中（圖47）。另一手食指按大椎（圖15）：主治外感寒熱，咳嗽、肺脹，喘滿等。

食指按氣海（圖52）。中指扣按關元（圖62）。

一手從肩頭探下，中指按兩側風門（圖58）。肺俞（圖58）。

一手拇、食指扣按人迎（圖41）。另一手食、中指扣按定喘（圖97）：疏風、平喘、止咳。

兩手拇指交替按兩側魚際（圖20）。太淵（圖65）。孔最（圖85）。尺澤（圖43）。

兩手拇指按足三里（圖18）。豐隆（圖54）。

兩手翻至背後，拇指按腎俞（圖28）。

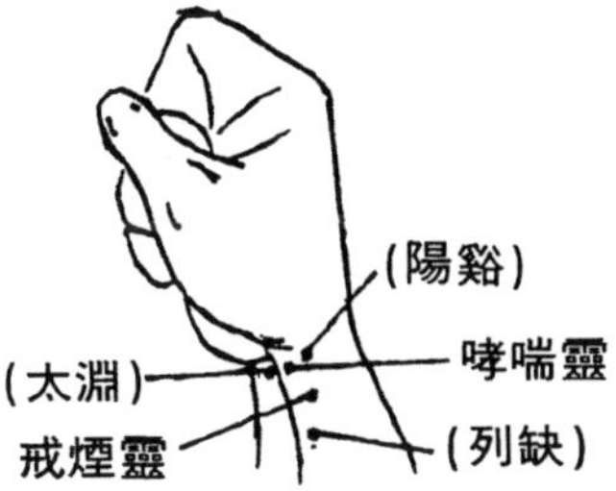

圖99

【按特效穴點】

兩手拇指交替按兩側哮喘靈。

哮喘靈：在太淵與對面的陽谿之間。與太淵只隔一條大筋（圖99）。

兩手拇指按氣戶。此穴是支氣管哮喘定性穴。

氣戶：前正中線（任脈），旁開五橫指（四寸），乳頭直上，鎖骨下緣凹陷中（圖98）。

【排濁】同上。

五十、肺　炎

肺炎指肺實質性的炎症。其種類很多。較常見的細菌性肺炎，其症狀爲高熱寒戰，咳嗽胸痛，呼吸急促，咯鐵鏽色痰。發病在冬、春季節。

【按穴】　一手拇指按天突（圖55）。另一手食、中指扣按定喘（圖97）。兩手拇指交替按中府（圖55）。此穴是肺邪集中的場所。稱爲：「肺的墓穴」。尺澤（圖43）。列缺（圖13）。太淵（圖65）。少商（圖91）。合谷（圖2）。外關（圖6）。

【隨症取穴】

1. 胸肋痛。

【按穴】　兩手拇指交替按支溝（圖83）。內關（圖5）。

2. 痰多。

【按穴】　兩手拇指按豐隆（圖54）。

3. 高熱。

【按穴】　食指按大椎（圖15）。

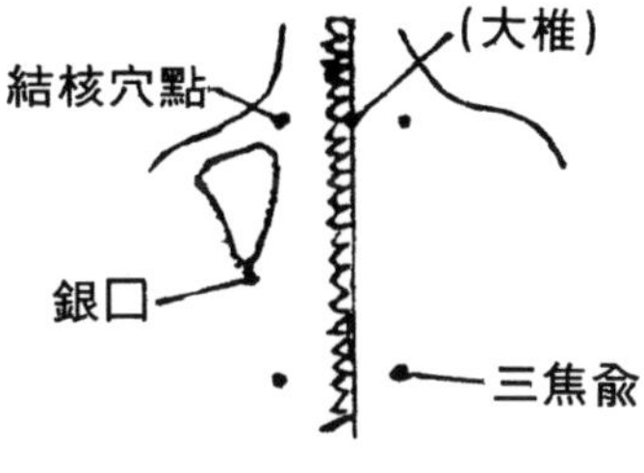

圖100

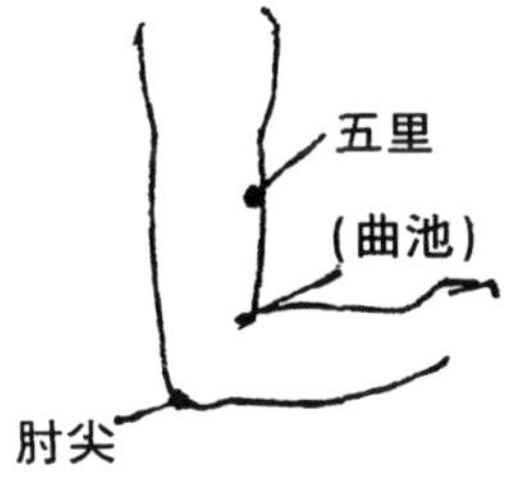

圖101

兩手拇交替按兩側曲池（圖16）。

兩手拇指按委中（圖40）。

4.咯血。

【按穴】 兩手拇指交替按兩側孔最（圖85）。右（左）手翻至背後，中指按左（右）側銀口。

銀口：肩胛骨下角處（圖100）。

5.盜汗。

【按穴】 兩手拇指交替按兩側陰郄（圖75）。後溪（圖9）。

【按特效穴點】

兩手拇指交替按五里。此穴是肺炎反映穴。

五里：屈肘、肘上（曲池）四橫指，引向裡大脈中央，有動脈應手處（圖101）。

【排濁】 (1)從肺部往出抓病氣。

(2)疏導手三陰經。

五十一、肺結核（肺癆）

肺結核是結核杆菌引起的一種慢性傳染病，中醫稱爲「肺癆」。認爲是因內傷體虛，氣血不足，先天身體薄弱，生活無規律，憂鬱易怒，酗酒，房勞過度，耗傷氣血津液，癆蟲乘虛襲入而發病。症狀：咳嗽、咳血、午後發熱、睡中出汗、身體消瘦並且具有傳染性。

1. **肺虛：**乾咳或少量粘稠痰，痰中帶血，胸悶或隱隱作痛，咽乾口燥，手心腳心發熱，疲乏無力。

【按穴】兩臂在胸前交叉，右（左）手中指按左（右）側肩井。

肩井：大椎與肩峰連線的中點（圖102）。

兩手拇指交替按兩側中府（圖55）。尺澤（圖43）。太淵（圖65）。

一手從肩頭探下去，中指按兩側肺俞（圖58）。

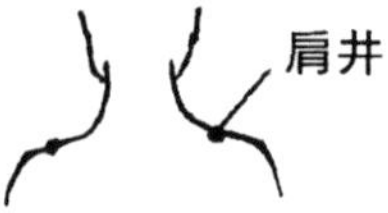

圖102

【隨症取穴】

胸肋痛，痰多，咯血同五十。

2.**脾虛**：咳嗽痰多、痰液清稀或夾少量血絲。白天即使不活動也出汗，飲食減少，腹瀉，面色蒼白。

【按穴】 拇指按天突（圖55）。中脘（圖17）。

兩手拇指按足三里（圖18）。

一手從肩頭探下去，中指按兩側肺兪（圖58）。

兩手翻至背後，拇指按脾兪（圖28）。

【隨症取穴】

潮熱，盜汗同五十。

3.**腎虛**：咳嗽劇烈，咳痰量少而質粘稠，咳血鮮紅，咳時胸骨疼痛。面顴潮紅，心煩，口渴，失眠，男子遺精，女子經閉。

【按穴】 兩手拇指按陰谷。三陰交（圖22）。太谿（圖53）。

陰谷：在膝膕部內側橫紋處，兩筋之間（圖103）。

兩手翻至背後，拇指按兩側腎兪（圖28）。

一手從肩頭探下去，中指按兩側肺兪（圖58）。

【隨症取穴】

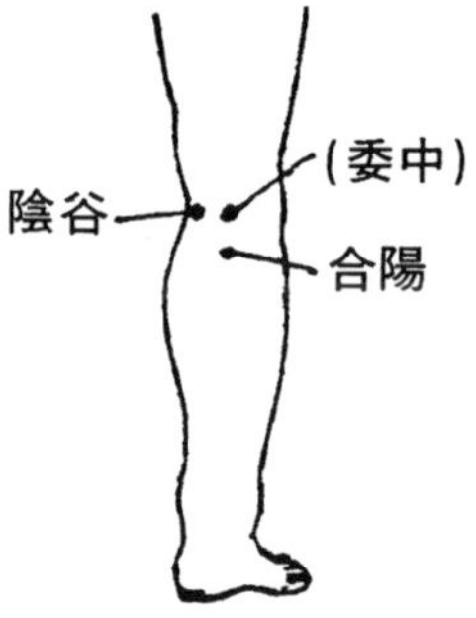

圖103

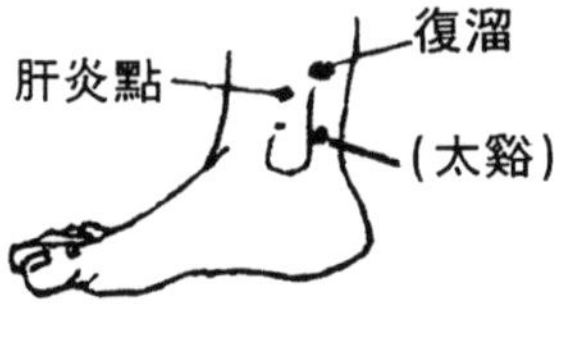

圖104

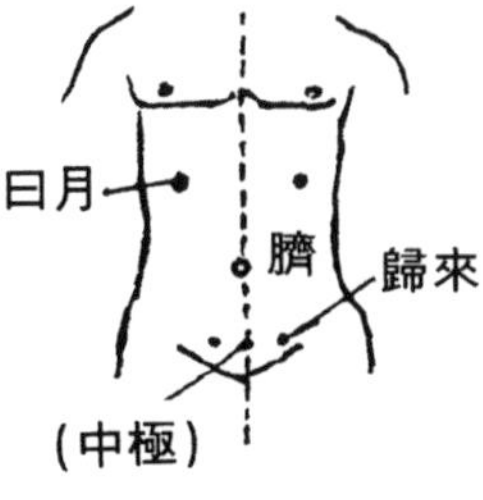

圖105

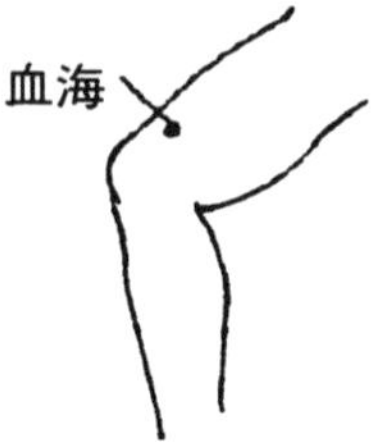

圖106

1.心煩不眠。

【按穴】 兩手拇指交替按兩側神門（圖26）。

兩手拇指按復溜。

復溜：太谿（圖53）直上二橫指處（圖104）。

2.遺精滑泄。

【按穴】 拇指按關元（圖62）。

3.經閉。

【按穴】 兩手拇指按歸來。血海。

歸來：臍下五橫指（中極），旁開二橫指處（圖105）。

血海：膝臏骨上端內二橫指，紅白肉際處（圖106）。

4.氣喘氣急。

【按穴】 一手拇指按膻中（圖47）。另一手食指按氣海（圖52）。中指扣按關元（圖62）。

【按特效穴點】

兩手食指交替按結核穴點。

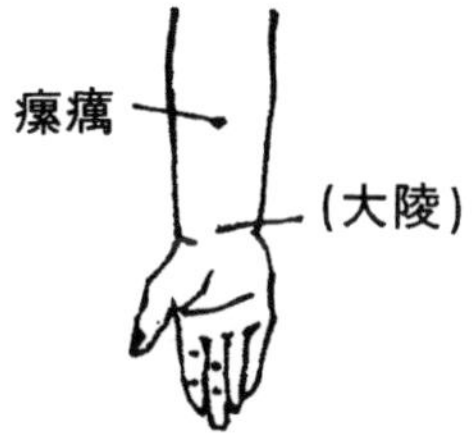

圖107

結核穴點：大椎旁開四橫指半（圖100）。

兩手拇指交替按瘰癧。肘尖。

瘰癧：掌腕橫紋中間（大陵）直上四橫指半（三・五寸）（圖107）。

肘尖：屈肘，肘骨尖（鷹嘴突起尖端）（圖101）。

【排濁】　同上。

五十二、肝臟病

肝臟病是濾過性病毒，公害物質，酒精飲料，肥胖等引起的。多見食慾不振，乏力，嘔心嘔吐，腹脹，肝區疼痛，肝臟腫大或皮膚黃染，小便赤黃等症狀。患者三十五～三十九歲的人居多。男性又多於女性。女性在青春期與閉經期也特別要留意肝炎。慢性肝臟病會逐漸演變爲肝硬化，有時會轉變爲急性肝炎而使人喪失生命。

【按穴】　兩手拇指按陰陵泉（圖79），中指扣按陽陵泉（圖25）。

左手拇指按右腳太衝（圖12），中指扣按湧泉（圖61）。而後右手拇指扣按左腳太衝，中指扣按湧泉。

兩手拇指按足三里（圖18）。三陰交（圖22）。兩手翻至背後，中指按肝俞（圖28）。拇指按脾俞（圖28）。

【隨症取穴】

1.黃疸。

【按穴】　兩手翻至背後，中指按膽俞（圖49）。

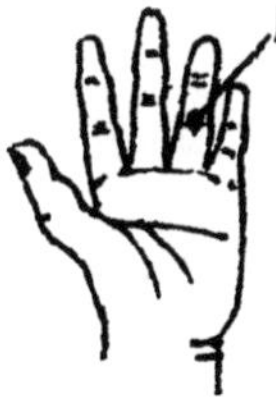

圖108

2.肋痛。

【按穴】　右手拇指按右側期門（圖71）。兩手交替按兩側支溝（圖83）。

3.噁心、嘔吐。

【按穴】　兩手拇指交替按兩側內關（圖5）。

【按特效穴點】

兩手拇指按肝炎點。肝炎點：內踝骨尖上一橫指半（圖104）。兩手拇指交替按兩側肝穴點（圖108）。

【排濁】　(1)從肝區往出抓病氣。

⑵疏導足三陰經。

五十三、膽囊炎

膽囊炎分急性和慢性兩種，是由於膽囊管阻塞和細菌侵襲而引起。炎症又可促進結石形成而使肝汁引流不暢。多有右上腹持續性痛或陣發性絞痛。右肩放射痛。有時伴有噁心，嘔吐，寒戰，發熱或黃疸，膽囊區觸痛明顯。慢性膽囊炎則爲急性膽囊炎後遺症。有時感到右上腹隱痛、腹脹、噯氣和厭食、消化不良等。

膽具有解毒作用的肝的輔助器官，所以發生異常，臉部或皮膚就會有臟污感，整個人沒有精神，體內失調，口齒不清。

【按穴】　一手拇指按中脘（圖17）。另一手拇指按右期門（圖71）。兩手翻至背後，中指按肝兪（圖28）。膽兪（圖49）。拇指按脾兪（圖28）。

【隨症取穴】

1. **肝氣鬱結：**脅肋脹痛，走竄不定、疼痛。與情志不暢有關。

【按穴】　兩手拇指交替按內關（圖5）。兩手拇指按足三里（圖18）。丘墟。太衝（圖12）。

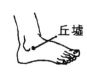

圖109

丘墟：外踝下微前陷中（圖109）。

2.**肝血不足：**脅肋隱痛、綿綿不休、時輕時重。

【按穴】 兩手拇指按三陰交（圖22）。血海（圖106）。

兩手翻至背後，拇指按腎俞（圖28）。

【按特效穴點】

兩手拇指按膽囊點。

膽囊點：在陽陵泉穴下一橫指（圖25）。

兩手拇指交替按兩側肝穴點（圖108）。此穴點不但對膽囊疾病有效，凡是胸痛，頭痛、偏頭痛，頸痛等酸痛也很有效。

【排濁】 (1)從肝、膽區往出抓病氣。

(2)疏導足三陽經。

五十四、膽結石

膽結石是膽囊的常見疾病，多因膽道感染，代謝障礙、異物等引起。多數膽結石與慢性膽囊炎同時存在。膽囊內結石小而少時可無症狀或偶爾有食慾不振、上腹悶脹隱痛等。

在膽道有結石時，上腹有激烈的絞痛，可放射至背或右肩。坐臥不安，彎腰打滾，伴有噁心，嘔吐，出汗，面色蒼白，甚則休克。女性多於男性，尤其四十歲以上，肥胖，經產婦女最多見。

【按穴】 右手拇指按右側日月。

日月：乳頭下三肋端。期門（圖71）下一橫指半（圖105）。

兩手拇指按陽陵泉（圖25）。太衝（圖12）。

兩手翻至背後，中指按肝俞（圖28）。膽俞（圖49）。

【隨症取穴】

1.痛甚。

【按穴】 兩手拇指按膽囊點（圖25）。

2.黃膽。

【按穴】 兩手拇指交替按曲池（圖16）。

食指按大椎（圖15）。

3.噯氣、腹脹。

【按穴】 兩手拇指按足三里（圖18）。

【按特效穴點】

兩手中指按足臨泣（圖3）。

【排濁】　同上。

五十五、腎　炎

腎炎是腎小球腎炎的簡稱。急性腎炎常發於鏈球菌感染之後。最常見的前驅感染是咽峽炎和膿皮病，還可繼發於紅斑狼瘡，過敏性紫癜等。可出現浮腫、高血壓、血尿、蛋白尿等。有時伴有頭痛噁心。慢性腎炎，除一部分急性腎炎遷移所致。多數患者無急性腎炎病史。主要症狀是水腫，輕者僅出現於眼瞼及踝部。重者可遍及全身，甚至腹腔，胸腔及心包積液。部分患者以高血壓爲首發症狀。多見倦怠無力、食慾不振、頭痛、腰痛。

【按穴】　兩手拇指交替按兩側中渚（圖7）。兩手拇指按足三里（圖18）。三陰交（圖22）。太谿（圖53）。兩手翻至背後，拇指按腎兪（圖28）。脾兪（圖28）。

【隨症取穴】

1.發熱惡風、頭痛、肢節酸痛。

【按穴】　一手從肩頭探下去，中指按兩側肺兪（圖58）。

兩手拇指交替按兩側列缺（圖13）。

2.肢體困倦、胸悶。

【按穴】　兩手拇指按陰陵泉（圖79）。兩手翻至背後，拇指按三焦俞。

三焦俞：在第一腰椎（第十三椎節）棘突下，旁開約二橫指處（圖100）。

3.精神不振、肢冷畏寒、面色晄白。

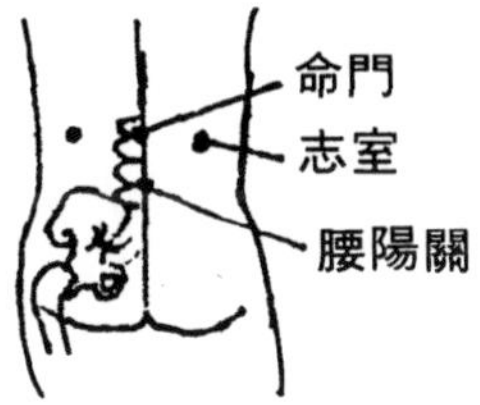

圖110

【按穴】　一手拇指按水分（圖62）。中指扣按關元（圖62）。另一手拇指按腰陽關。

腰陽關：在第四、五腰椎（第十六椎節）棘突下（圖110）。

【排濁】　(1)從患側腎部往出抓病氣。

(2)疏導足三陰經。

五十六、腎絞痛

腎絞痛多因腎、輸尿管、膀胱結石引起。其表現爲尿路不暢，尿時困難，排尿突然中斷，並伴有小腹及腰部脹痛，尿中帶血。腹痛、腰痛多發於一側。有時疼痛突然加劇，刀割般絞痛，並向下放射至會陰部。疼痛難忍，每次可持續數分鐘至數小時，以至面色蒼白、出冷汗、嘔吐等。嚴重時可發生休克，有時可有尿血。

【按穴】 一手拇指按痛側京門。另一手拇指按氣海（圖52），中指扣按中極（圖62）。

京門：在第十二肋端處（圖111）。

兩手拇指按委中（圖40）。足三里（圖18）。三陰交（圖22）。太谿（圖53）：此穴可調治三焦，滋陽補腎，補濕利痛，效果較好。湧泉（圖61）。

兩手翻至背後，拇指按腎俞（圖28）。志室。

志室：命門，旁開四橫指處（圖110）。

【按特效穴點】

兩手拇指交替按兩側精靈。

精靈：手背第四、五掌骨夾界下半橫指處（圖112）。

【排濁】 同上。

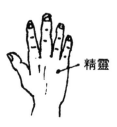

圖112

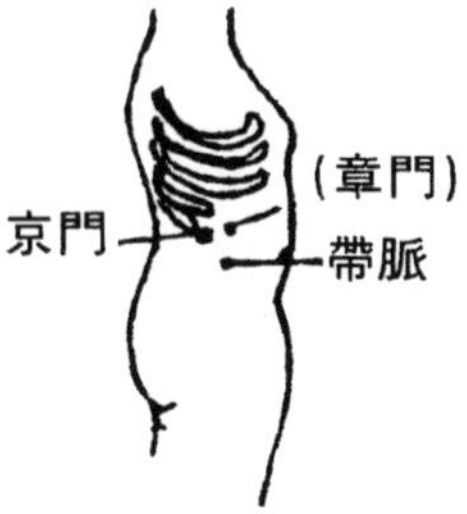

圖111

五十七、前列腺炎

前列腺炎是男性青、壯年常見病。老年人因前列腺肥大，抗病力減退也容易發生。常因細菌感染、過度飲酒、會陰損傷、房事過度等引起前列腺長期充血所致。急性前列腺炎發作時可有發熱、尿頻、尿急、尿痛、尿流細小、腰部酸脹等症，與尿路感染相似。

慢性前列腺炎症狀表現不一，可有小便不暢，短澀，滴瀝不暢，尿道口有白色分泌物流出。會陰及腰部不舒服，且常伴有陽痿、早泄、遺精等性功能障礙。

【按穴】　一手中指按會陰。另一手拇指按氣海（圖52），食指扣按關元（圖62），中指扣按中極（圖62）。

會陰：男性在肛門與陰囊中點，女性在肛門與大陰唇後聯合中點（圖113）。

兩手拇指按足三里（圖18）。三陰交（圖22）。

兩手翻至背後，拇指按腎俞（圖28）。膀胱俞（圖63）。

【隨症取穴】

實證：小便頻數不爽，有灼熱感，量少色黃渾濁，小腹墜脹不適，腰背部疼痛，伴有口苦，便秘。

【按穴】 兩手拇指按陽陵泉（圖25）。

兩手翻至背後，中指按肝俞（圖28）。

虛證：小便淋瀝不已，色濁白，腰酸神疲、氣怯。偏陽虛者，可見面色㿠白，畏寒肢冷。偏陰虛者，可見面色潮紅，五心煩熱，低熱。

【按穴】 偏陽虛者：拇指按命門。腰陽關（圖110）。

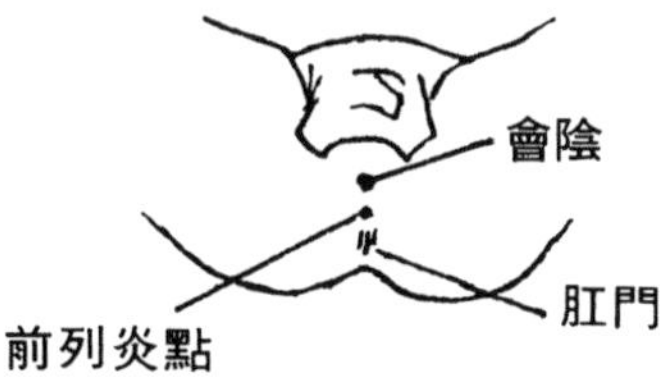

圖113

命門；第二腰椎棘突下（第十四椎節下）陷中（臍對面）（圖110）。

偏陰虛者：兩手拇指按太谿（圖53）。

兩手翻至背後，拇指按腎俞（圖28）。

【按特效穴點】

中指按生殖點。前列炎點：加速局部血液循環，促進炎症吸收。

生殖點：第二骶孔內（次髎）內5分處（圖115）。

前列炎點：會陰與肛門的中點（圖113）。

五十八、膀胱炎

膀胱炎是膀胱粘膜受到大腸菌的感染或泌尿系統的疾病引起的。急性膀胱炎的病狀：剛開始時會覺得寒冷，後來則會發燒。類似感冒。此外，會有尿頻的現象，而且排尿時，下腹部與腰部會感覺疼痛。同時，尿液混濁，有時會出現血尿。不及時治療有可能導致泌尿器官異常，腎臟結石，尿道狹窄與尿道畸形等。患此症者女性居多。

【按穴】　一手拇指按中極（圖62），另一手食、中指扣按兩側大巨（圖80）。兩手拇指按三陰交（圖22）。食指扣按對面的懸鍾（圖59）。兩手翻至背後，拇指按膀胱俞（圖63）。

【排濁】　(1)從小腹處往出抓病氣。

(2)疏導足三陽經。

五十九、尿路感染

尿路感染指尿道、膀胱、輸尿管、腎盂和腎臟因病菌侵入而引起的病症。多有尿時不

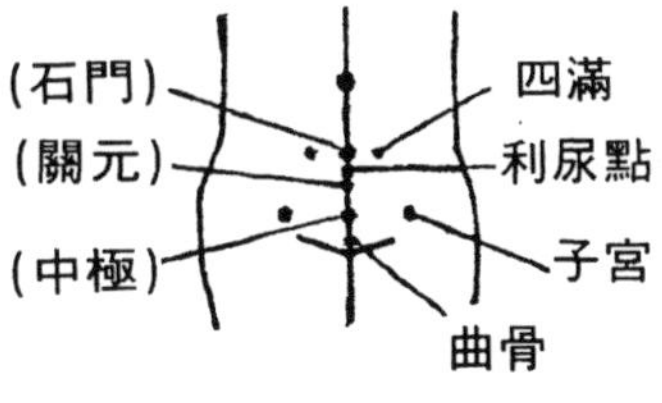

圖114

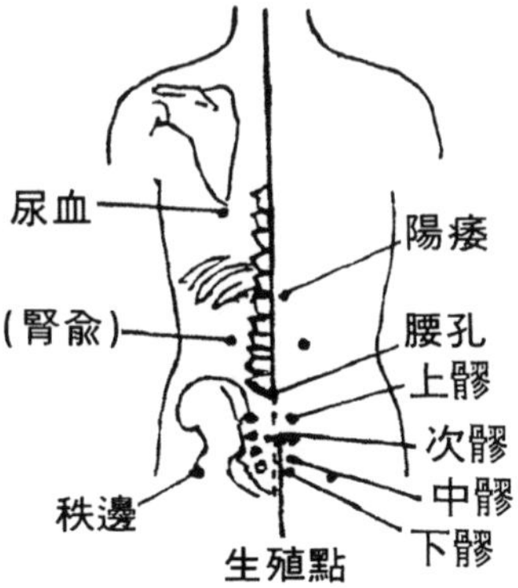

圖115

暢快，頻急而痛，或尿時外陰感覺灼熱，小便短澀。有時小腹疼痛或腰痛，並伴有惡寒，惡熱，身困乏力等外感症狀。

【按穴】 一手拇指按中極（圖62），另一手食、中指扣按兩側肓兪（圖62）。

兩手拇指按大巨（圖80），中指扣按子宮。

子宮：臍下四橫指（中極）旁開四橫指（圖114）。

兩手翻至背後，拇指按腎兪（圖28）。膀胱兪（圖63）。中指按次髎。

次髎：在第二骶後孔中，先摸到骶骨和外上方的骨形凸起。那是骼骨上棘，在骼後上棘內下方約一．三厘米的骨性凹陷即是次髎穴所在的第二骶後孔。其距腰骶正中線一橫指處（圖115）。

【隨症取穴】

1.發熱。

【按穴】　兩手拇指交替按曲池（圖16）。外關（圖6）。

2.尿血。

【按穴】　兩手拇指按血海（圖106）。三陰交（圖22）。左（右）手翻至背後，中指按右（左）側尿血。

尿血：肩胛骨下角半橫指（圖115）。

3.尿液混濁。

【按穴】　兩手拇指按蠡溝。三陰交（圖22）。

蠡溝：內踝骨上七橫指（五寸），脛骨內側緣（圖116）。

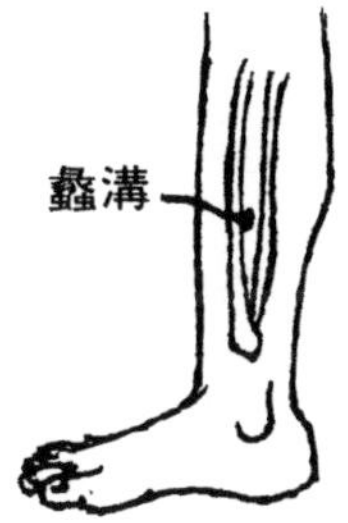

圖116

4.腎氣不足。

【按穴】　食指按氣海（圖52），中指扣按關元（圖62）。

兩手拇指按足三里（圖18）。

【排濁】　(1)從小腹往出抓病氣。

(2)疏導足三陽經。

六十、尿瀦留

尿瀦留指膀胱內有大量尿液不能排出。多因尿道狹窄，前列腺肥大，膀胱或尿道結石，神經系統疾病。腹部手術後、產後引起。症狀：膀胱充脹，有強烈尿意，但不能排出或僅排出點滴尿液。下腹部有陣發生性收縮痛。下腹中部隆起，可觸及球大的膀胱。

【按穴】 拇指按氣海（圖52），食指扣按關元（圖62）：補中益氣，可助其氣化，通調下焦而排尿。中指扣按中極（圖62）。

兩手拇指按足三里（圖18）。三陰交（圖22）。

兩手翻至背後，拇指按腎俞（圖28）。膀胱俞（圖63）。

【按特效穴點】

拇指按利尿點（止瀉點）。

利尿點：關元（圖62）上一橫指（圖114）。

【排濁】 同上。

六十一、尿失禁

尿失禁指排尿失去控制，尿液淋漓不盡或不自主外溢。有的因尿道括約肌損傷或神經功能障礙所致，稱眞性尿失禁。有的尿道梗阻或脊髓損傷後，膀胱無力，造成膀胱過度膨脹（尿瀦留），以致尿液被迫外溢，稱假性尿失禁。還有的尿道括約肌弛緩。因此，咳嗽等腹壓驟然增加時出現少量尿液外溢，稱應力性尿失禁。另外分娩、性交、長時間騎自行車、或騎馬所造成的損傷。或激動、憤怒、沮喪、驚嚇會使腹內壓增高，壓迫膀胱，也促進尿失禁。

【按穴】 拇指按氣海（圖52），食指扣按關元（圖62），中指扣按中極（圖62）。

兩手拇指按四滿。箕門。陰陵泉（圖79）。太谿（圖53）。

四滿：臍下二横指（石門）旁開一横指（圖114）。

箕門：膝蓋內緣直上八寸，陰股內動脈應手處（圖117）。

兩手翻至背後，拇指按腎俞（圖28）。白環俞（圖84）。

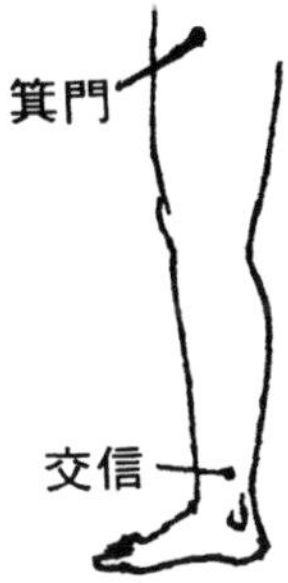

圖117

【排濁】同上。

六十二、遺　精

遺精是在無性交活動情況下，過度頻繁的射精。一週數次或一夜數次。一般成年未婚男子，一星期左右遺精一次，屬正常生理現象，不應視爲病態。有夢而遺精的稱「夢遺」，無夢而精自出的稱「滑精」。兩者發病原因基本一致。中醫認爲夢遺，由於相火熾盛，或濕熱下注，也有由於思慮過度，或未能正確對待兩性問題，導致夢遺。夢遺日久，必致心腎虧耗，而致滑精。並伴有頭痛、精疲體倦，腰腿酸軟，失眠等症狀。

【按穴】　拇指按氣海（圖52），食指扣按關元（圖62），中指扣按中極（圖62）。兩手翻至背後，拇指按志室（圖110）。

【隨症取穴】

1. **心腎不交：**夢中遺精，常多夢而寐不寧，心悸、頭暈、乏力，或兼有尿黃，少而有熱感。

【按穴】　一手從肩頭探下去，中指交替按兩側心俞（圖49）。兩手拇指交替按兩側神門（圖26）。

兩手拇指按三陰交（圖22）。

2.腎虛不藏：遺精次數頻繁，甚至滑精，食慾不振，面色萎黃，或蒼白，精神萎靡、頭暈、耳鳴、腰酸。

【按穴】　一指拇指按曲骨。另一指拇指按命門（圖110）。曲骨：恥骨聯合上緣，中極（圖62）下，一橫指毛際陷中（圖114）。

兩手翻至背後，拇指按腎俞（圖28）。

兩手拇指按太谿（圖53）。

3.濕熱內蘊：遺精頻繁，排尿或見精液混下，口苦、心煩、失眠。小便赤黃不爽。

【按穴】　兩手拇指交替按曲池（圖16）。

兩手拇指按陰陵泉（圖79）。

【排濁】

疏導足三陰經。

六十三、陽痿、早泄

陽痿指青壯年男性陽事不舉，或臨行房時舉而不堅。西醫稱性機能衰退。發病原因除生殖器官的器質性病變之外，多數由於大腦皮質或脊髓中樞機能紊亂所致。或由驚恐、緊張、焦慮等精神因素引起。

早泄指性交時間極短。但性交時射精的快慢在不同的人，可以有很大的差別。同一個人身上，在不同的時間也可能有很大的差別。因此，很難規定早泄的標準。引起早泄的原因，主要是神經系統的過度興奮，性交時精神過於緊張。還有尿道炎症，慢性前列腺炎等，也可以引起早泄。其症狀：陰莖不能勃起，或勃而不堅，或臨房早泄，隨之痿軟無力，伴有乏力倦怠，頭昏眼花，腰酸腿痛，精神萎靡等。中醫認爲是心脾損抑。所以腦力勞動者多於體力勞動者。還有青少年時期有嚴重的遺精史或手淫史，縱慾過度以致命門火衰，腎虛，濕熱下注造成的。

【按穴】　拇指按氣海（圖52），食指扣按關元（圖62），中指扣按中極（圖62）。

一手拇指按曲骨（圖114），中指扣按會陰（圖113）。另一手拇指按命門（圖110）。

兩手拇指交替按神門（圖26）。內關（圖5）。

兩手拇指按足三里（圖18）。三陰交（圖22）。太谿（圖53）。

兩手翻至背後，拇指按脾俞（圖28）。腎俞（圖28）。

【按特效穴點】

兩手翻至背後，拇指按腎俞、陽痿。

腎兪（圖28）上三橫指（二・五寸），陽痿：脊椎旁開一橫指（一寸）處（圖115）。拇指按風府（圖8）。頭部的後下方腦延髓是人體機能的主要調節器，也是男性生殖能力的「發電機」——性刺激器。此穴就是打開「發電機」的開關。不僅能恢復性生活能力，還能增強體力，如攀登高峰、長跑，或做大宗生意，緊張的演出，繁忙的家務勞動。按此穴，就會保持旺盛的精力。

【排濁】

疏足三陰經。

六十四、冷虛症

冷虛症又稱寒症。是大多數女性常見症狀。據資料統計大約五四％女性都有怕冷現象。最多的是腰部，其次手、腳、背部，有的全身都會發冷。秋、冬季節發病較多。主要是畏冷懼寒，伴有暈眩，胸痛，全身發硬，便秘，腸瀉，月經不調等。而且容易發生白髮。皮膚也比較乾燥。不僅對健康有影響，也是美容的大敵。冷虛症者，多半從青春期開始，直到結婚，分娩時會暫時消失，但是到更年期時，冷虛症狀又再度出現。

【按穴】 一手指拇指按氣海（圖52）。另一手中指按命門（圖110）。

兩手拇指交替按兩側關衝（圖21）。

兩手拇指按三陰交（圖22）。湧泉（圖61）。

兩手翻至背後，中指按肝俞（圖28）。拇指按腎俞（圖28）。

【按特效穴點】

兩手中指按次髎（圖115）。此穴不僅能改善怕冷的體質，使妳天天容光煥發。而且也會消除伴隨著冷虛症的諸症。如：肩酸，生理不順，頭暈目眩等。

兩手拇指交替按兩側陽池（圖65）。此穴是支配全身血液循環及荷爾蒙分泌重要穴位。可迅速暢通血液循環，平衡荷爾蒙分泌，暖和體內，消除寒冷。

六十五、女性性冷漠

女性性冷漠指一般比較健康婦女，性器官沒有缺陷，而性感薄弱，性能力衰退，性慾缺乏或力不從心。對夫妻之間的正常性生活失去興趣，甚至厭惡。其原因多種多樣：如體質虛弱，精神負擔重，心理偏見，不良習慣。

此外和配偶的性慾不足或粗暴也有直接關係。不管什麼原因，如能堅持按穴不僅可以增進性反應，恢復性慾，延長性生活。也能使人生活得更年輕、更愉悅和長壽。

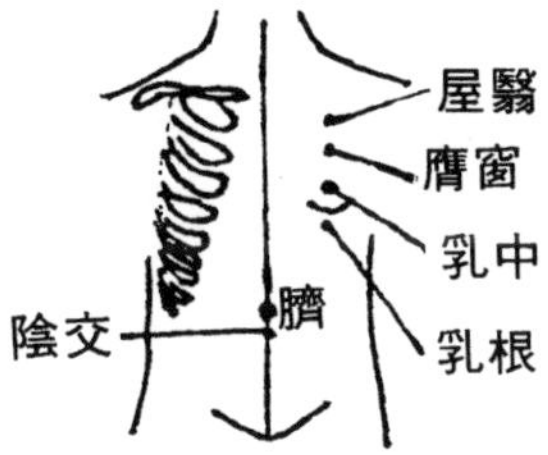

圖118

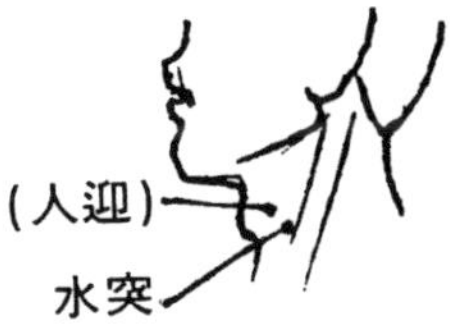

圖119

【按穴】 一手拇指按膻中(圖47),另一手食指按會陰(圖113)。

一手中、食指扣按兩側肓俞(圖62)。另一手拇指按命門(圖110)。

拇指按氣海(圖52),食指扣按關元(圖62),中指扣按中極(圖62)。

兩手拇指按乳中。此穴不僅刺激性慾,而且增進乳房發育。歸來(圖105)。足三里(圖18)。三陰交(圖22)。復溜(圖104)。湧泉(圖61)。

乳中:乳頭中央(圖118)。

兩手拇指交替按兩側內關(圖5)。神門(圖26)。

兩手翻至背後,拇指按脾俞(圖28)。腎俞(圖28)。

【按特效穴點】

拇、中指扣按水突。此穴可促進反應和性機能。

水突:在胸鎖乳突肌的前緣,人迎(圖41)

側下一橫指半（圖119）。

拇指按風府（圖8）。（見六十一）。

六十六、經前乳房脹痛

月經來潮前乳房脹痛。有時疼痛難忍，影響睡眠。月經量少，月經期先後不一。月經過後疼痛自行消失。中醫認爲和肝、胃兩經有關。

【按穴】 兩手拇指按乳根：調整局部氣機。足三里（圖18）：和氣降逆。太衝（圖12）：瀉肝火。

乳根：乳頭直下一橫指半（第五肋間）。（圖118）。

兩手拇指交替按少澤。

少澤：小指端外側去爪甲角一分許（圖120）。

【隨症取穴】

腹痛：拇指按氣海（圖52）。三陰交（圖22）。

【排濁】 (1)從痛處往出抓病氣。

(2)疏導足三陰經。

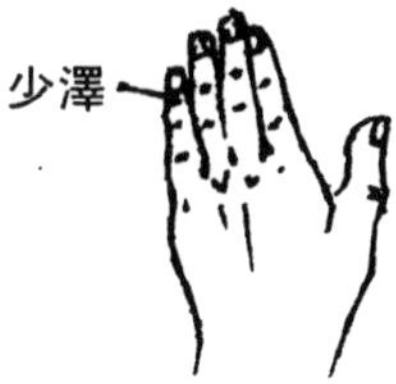

圖120

六十七、經行頭痛

婦女在行經前和行經期出現頭痛。而月經一過，頭痛即自行緩解直至消除。下一個月經周期頭痛又發作，如此反覆不已。中醫認爲與肝火、瘀阻、血虛有關。

1. **肝火：**經前頭痛，以兩側鄢鄢部爲甚。一般爲脹痛、跳痛、胸悶、心煩、脅痛乳脹、便秘、尿黃。

【按穴】　兩手拇指按太陽（圖4）。角蒸（圖64）。曲泉。太衝（圖12）：清肝瀉火。

曲泉：屈膝，膝內側膕窩橫紋端（圖121）。

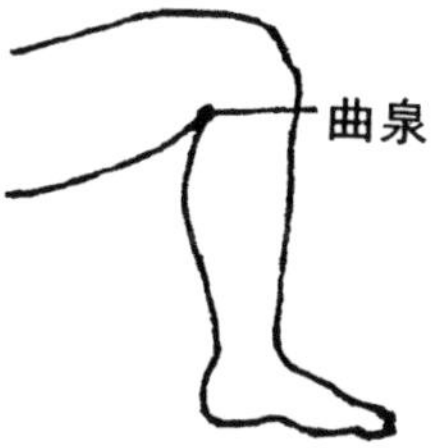

圖121

2. **瘀阻：**經期頭痛、刺痛、椎痛、經行不暢、經量少、有血塊、脘腹不舒。

【按穴】　一手食指按氣海（圖52），中指扣按關元（圖62）。另一手拇、中指扣按風池（圖4）。

兩手拇指按血海（圖106）。三陰交（圖22）。

3. **血虛：**經後頭痛、綿綿不止，頭昏腦暈，心慌心悸，神疲少力。

【按穴】一手食指按氣海（圖52）。中指扣按關元（圖62）。另一手拇指按命門（圖110）。

兩手拇指按足三里（圖18）。三陰交（圖22）：補益氣血。

【排濁】(1)從痛處往出抓病氣。

(2)疏導足三陰經。

六十八、痛經

痛經指婦女在行經前後，或行經期間，小腹及腰部疼痛，甚至難以忍受。但月經期下腹墜脹、腰酸、腿脹、乳房脹、尿頻、煩躁或疲乏等，都屬於正常生理現象。

原發性痛經。經常發生於月經初期不久的未婚或未孕婦女。一般月經來潮前數小時即開始疼痛。月經開始時疼痛逐漸或迅速加劇，可持續數小時，至甚二～三天，常呈陣發性下腹部和腰骶部絞痛。痛劇時患者臉色發白，汗出，乏力，四肢厥冷，並可伴有噁心，嘔吐，腹瀉，頭痛等症狀。原因是由於子宮發育不良，子宮過度前屈或後屈，以及精神緊張，神經過敏，情緒不穩，抑鬱，恐懼等引起。如果由於慢性盆腔炎，子宮肌瘤，子宮內膜異位等疾病引起，叫繼發性痛經。多發於已婚婦女。

【按穴】 一手拇指按氣海（圖52），食指扣按關元（圖62），中指扣按中極（圖62）。另一手中指按大椎（圖15）。

兩手拇指按歸來（圖105）。血海（圖106）。合陽：散寒導氣調經止痛。三陰交（圖22）。太衝（圖12）。太谿（圖53）。至陰：溫通經脈，暖宮散寒。

合陽：膝膕橫紋中央（委中）下二橫指（圖103）。

至陰：小趾外側爪甲角一分許（圖122）。

兩手翻至背後，拇指按脾俞（圖28）。胃俞（圖68）。腎俞（圖28）。

【按特效穴點】

兩手翻至背後，中指按次髎（圖115）：清利濕熱，理氣通經。各種經痛可以短時間止痛。

一手翻至背後，拇指按腰孔（十七椎下）。可解除子宮痙攣性收縮。

腰孔（十七椎下）：第五腰椎棘突下方（圖115）。

【排濁】 (1)從小腹部往出抓病氣。

(2)疏導足三陰經。

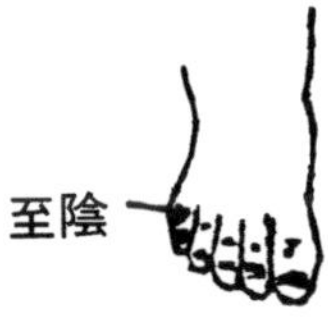

圖122

六十九、月經不調

月經不調指月經周期不準，經量過多、過少或顏色不正。並伴有全身其它不適症狀。健康女性從初經後，應在一定的周期月經即會再度來臨，大致分爲三十日型、三十二日型或二十八日型。而月經則大約會持續二~七天。

(1)、月經提前：月經每至則超先前十天以上，甚至一個月兩行。經色鮮紅或紫，量多。伴有煩熱不舒，口乾渴，喜飲冷等症。

(2)、月經錯後：常見月經延後而至，經色黯淡，量少質薄，身體瘦弱，面色蒼白無華，畏寒喜暖。

(3)、月經先後無定期：月經差前差後，沒有規律。經量或多或少，經色或紫或淡。體質虛弱，面色萎黃，食慾不振，頭昏腰酸。

原因有的生殖系統局部或垂體前葉病變以及卵巢功能異常；有的是精神壓力或女性荷爾蒙分泌失去平衡。營養不良，肉體的負擔，或站立暈眩等。可以說月經不調是體質異常所引起的。

【按穴】 拇指按氣海（圖52），中指扣按中極（圖62）。

兩手拇指按子宮（圖114）。三陰交（圖22）。

【隨症取穴】

1.月經提前。

【按穴】　兩手拇指按血海（圖106）。太衝（圖12）。

2.月經錯後。

【按穴】　兩手拇指按歸來（圖105）。公孫（圖27）。足三里（圖18）。

3.月經先後無定期。

【按穴】　兩手拇指按太谿（圖53）。交信。

交信：足內踝尖上二橫指，脛骨內側後緣處（圖117）。

兩手翻至背後，拇指按脾俞（圖28）。腎俞（圖28）。中指按次髎（圖115）。

【排濁】　(1)從小腹部往出抓病氣。

(2)疏導足三陰經。

七十、閉　經

閉經指女子青春發育期（18歲）已過而無月經來潮。或原來已有月經，中途停經三個月以上。前者爲原發型閉經。後者爲繼發型閉經。至於妊娠期、哺乳期、絕經以後停經均屬正常生理現象。

原發型閉經可因發育延遲，處女膜無孔，先天性畸形（無子宮或幼兒型子宮）而致。繼發型閉經多見於生殖道結核，其他內科疾患，如：肺結核、糖尿病、腎炎、傷寒、敗血症等。以及內分泌疾患。如：腦下垂體、卵巢，腎上腺皮質或甲狀腺等，都能夠引起閉經。有些女性因環境改變或精神因素影響，可以發生暫時性閉經。

【按穴】 一手拇指按氣海（圖52），食指扣按關元（圖62），中指扣按中極（圖62）。另一手拇、中指扣按天樞（圖62）。

一手拇、食指扣按肓俞（圖62）。另一手拇、中指扣按歸來（圖105）。

兩手拇指按子宮（圖114）。血海（圖106）。足三里（圖18）。地機。三陰交（圖22）。

地機：陰陵泉下四橫指處（圖79）。

兩手翻至背後，拇指按腎俞（圖28）。

【按特效穴點】

兩手拇指按通經。

通經：髂前上棘內側二橫指直上一橫指處（圖124）。

【排濁】

疏導足三陰經。

七十一、功能性子宮出血

功能性子宮出血指內外生殖器無明顯器質性病變，即無妊娠、腫瘤、炎症、外傷或全身出血性疾病。而由因分泌失調所引起的異常性子宮出血。多見於春青期和更年期婦女。表現爲：初時以月經過多，經期延長，或時斷時現，纏綿難盡。病甚則出血量多而猛。可出現貧血、頭痛、頭暈、乏力。

【按穴】　一手拇指按氣海（圖52），中指扣按中極（圖62）。另一手拇指按百會（圖11）。

兩手拇指按子宮（圖114）。血海（圖106）。足三里（圖18）。陰陵泉（圖79）。三陰交（圖22）。

兩手翻至背後，拇指按脾俞（圖28）。腎俞（圖28）。

【按特效穴點】

1.兩手翻至背後。食、中指分別按子宮出血點。

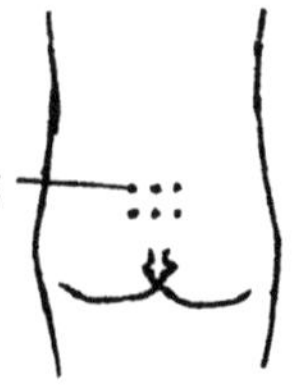

圖123

子宮出血點：骶骨尖端上七横指（五寸）作一基點，兩側各一横指半。再從基點上一寸點之，又再各開一横指半。共六點（圖123）。

2.兩手拇指交替按兩側斷紅。斷紅：手背第二、三掌骨間（上都）（圖66）。

3.兩手拇指按隱白（圖144）：健脾寧神，調經止血。

【排濁】疏導足三陰經。

七十二、帶下病

帶下指女子陰道分泌物較正常情況下增多，連綿不斷，並伴有顏色，質地改變。是婦女常見病，古人有「十女九帶」之說。其原因：⑴膿血白帶：色黃或黃綠，如膿樣，有臭味，由感染造成。如：慢性宮頸炎、子宮內膜炎等。⑵豆腐渣白帶：是霉菌性陰道炎的特徵。⑶血性白帶：有可能是宮頸癌或宮體癌引起的。並伴有腰酸及下腹隱痛。

【按穴】一手拇指按關元（圖62），食指扣按中極（圖62）。中指扣按曲骨（圖

114）。另一手拇、中指扣按天樞（圖62）。

兩手拇指按子宮（圖114）。帶脈。足三里（圖18）。三陰交（圖22）。太谿（圖53）。行間（圖87）。

帶脈：第十一肋骨端（章門）直下約二橫指，與臍相平（圖111）。

兩手翻至背後，拇指按脾兪（圖28）。腎兪（圖28）。白環兪（圖84）。

【按特效穴點】

拇指按陰交。此穴爲帶下反應穴。曲骨（圖114）。此穴，可調理衝脈經氣、起到固衝止帶作用。

陰交：臍下一寸橫指處（圖118）。

【排濁】

疏導足三陰經。

七十三、外陰瘙癢

外陰瘙癢指女性外陰及陰道瘙癢不堪，或癢痛難忍，坐臥不安，可波及後陰及大腿內側。並伴有帶下量多、心煩、口苦、頭暈、目眩等症狀。原因一般爲外陰不潔，久坐濕地，病蟲侵襲陰部所致。中醫認爲與肝經濕熱，或肝腎陰虛有關。

【按穴】 食指按中極（圖62），中指扣按曲骨（圖114）。

兩手拇指按氣衝。陰廉。三陰交（圖22）。蠡溝（圖116）。崑崙（圖10）。行間（圖87）。大敦（圖87）。

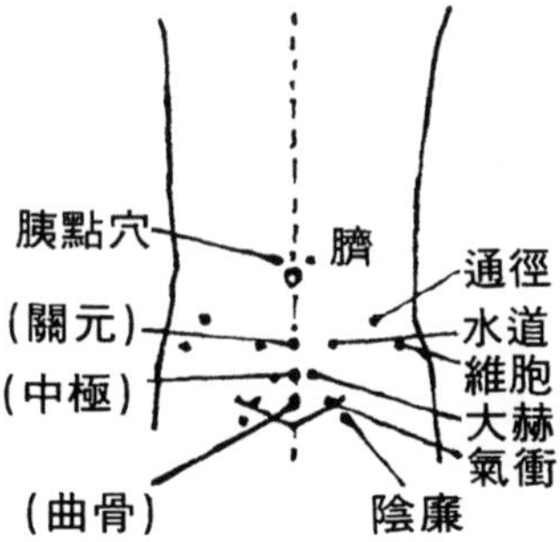

圖124

氣衝：臍下五寸（曲骨）旁開二橫指處（圖124）。

陰廉：氣衝旁開半橫指、下二橫指處（圖124）。

兩手翻至背後，拇指按次髎（圖115）。

【排濁】

疏導足三陰經。

七十四、子宮脫垂（陰挺）

子宮脫垂指子宮沿陰道下移到陰道口，或脫出陰道外。多由體質虛弱、生育過多，分娩時處理失當使子宮韌帶、盆底肌肉和筋膜鬆弛所引起的。臨床分Ⅲ度。Ⅰ度爲子宮下降，但子宮頸仍在陰道內；Ⅱ度爲子宮頸和部分子宮體露出陰道外；Ⅲ度爲整個子宮體均露出陰道外。患者自覺陰道有物下垂。腹部下墜、行走時加劇，體乏腰酸，排尿困難或尿頻、白帶多。

【按穴】　一手食指按氣海（圖52），中指扣按關元（圖62）。另一手拇指按百會（圖11）。

兩手食指按大赫，中指扣按子宮（圖114）。

大赫：臍下四寸（中極）旁開半橫指（圖124）。

兩手拇指按維胞。足三里（圖18）。照海（圖86）。太衝（圖12）。

維胞：臍下四橫指（關元）旁開八橫指（六寸）（圖124）。

七十五、盆腔炎

盆腔炎指盆腔內生殖器及其周圍組織炎症。包括子宮、卵巢、輸尿管、盆腔腹膜結締組織等。主要症狀：下腹部脹痛，腰部酸痛，白帶增多，月經不調，痛經。急性發作時，可伴有發熱頭痛。

1.**濕熱型**：發熱、微惡寒、少腹脹痛、拒按、白帶增多、口渴、便秘、赤尿。

【按穴】 一手拇指按中極（圖62），另一手拇指，中指扣按水道。

水道：臍下四橫指（關元）旁開二橫指（圖124）。

兩手拇指按陰陵泉（圖79）。三陰交（圖22）。

兩手翻至背後，拇指按次髎（圖115）。

2.**瘀血型**：小腹疼痛，固定不移，痛處拒按，帶下黃白相雜，月經不調，間有紫塊。

【按穴】 兩手拇指按歸來（圖105），氣衝（圖124）。血海（圖106）。地機（圖79）。

兩手翻至背後，中指按中髎。

中髎：在第三骶椎下，左右兩孔中（圖115）。

3.**虛寒型**：小腹冷痛，帶下量多、質清稀，形寒肢冷，腰酸易疲，月經過期，色淡量少。

【按穴】 食指按氣海（圖52），中指扣按關元（圖62）。

兩手拇指按足三里（圖18）。三陰交（圖22）。

兩手翻至背後，拇指按腎俞（圖28）。中指按中髎（圖115）。

【排濁】 (1)從小腹部往出抓病氣。

⑵疏導足三陰經。

七十六、妊娠嘔吐

孕婦在妊娠早期（六週左右）時，常有輕度噁心，嘔吐。至妊娠十～十二週自然消失。不影響健康。如頻頻嘔吐，甚至不食亦吐，吐出膽汁或血而出現脫水，電解質紊亂等。稱爲妊娠嘔吐。多見於精神過度緊張，神經系統不穩定的年輕初孕婦。

【按穴】 一手拇指按膻中（圖47），食指扣按巨闕（圖47），中指扣按中脘（圖17）。另一手食指按天突（圖55）。

兩手拇指交替按內關（圖5）。神門（圖26）。

兩手拇指按足三里（圖18）。公孫（圖27）。

七十七、缺　乳

缺乳指產後乳汁少而稀薄或完全缺乳。其表現：產後四十八小時後乳房仍無膨脹感。乳汁流出量少。還有的分泌量尚可，但二～三天後逐漸減少，或點滴不下。原因：體弱，

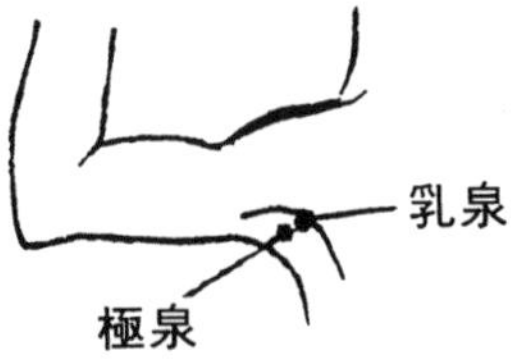

圖125

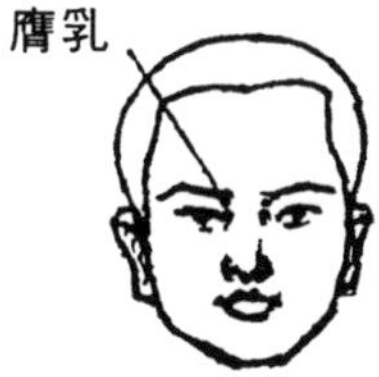

圖126

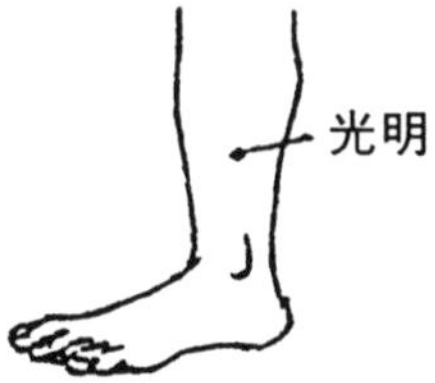

圖127

乳房無膨脹感者屬氣血不足。體健，乳房脹痛者屬肝鬱氣滯。此外也與營養不良，精神因素有關。

【按穴】　兩手拇指按兩側乳根（圖118）。期門（圖71）。膺窗。乳泉。足三里（圖18）。少澤（圖120）。

膺窗：乳頭直上第三肋間（圖118）。

乳泉：在腋窩橫紋前端，胸大肌下緣處（圖125）。

兩手翻至背後，中指按肝俞（圖28）。拇指按脾俞（圖28）。

【按特效穴點】

兩手中指按膺乳。此穴是面針穴位，有使乳汁通暢和促進乳汁分泌的作用。

膺乳：目內眦斜行上約四分（一．一公分）。攢竹下約五分（一．二公分）（圖126）。

【排濁】

疏導足三陰經。

附：回乳

乳母停止哺乳後，一般並無多少不適，但有的人乳房脹滯而痛。乳汁很多。嚴重者乳房腫塊，發燒，心煩。

【按穴】 兩手拇指按光明。足臨泣（圖3）。光明：足外踝尖上七橫指（五寸），當腓骨前緣處（圖127）。

七十八、急性乳腺炎

急性乳腺炎爲急性化膿性細菌所致。多發於產後三～四週的初產婦，是因爲產後乳腺管不暢通，以及哺乳時未完全吸盡乳汁積聚在乳房內形成塊狀物。當乳頭被嬰兒吸破，病菌由此侵入乳房，破壞乳腺，引起化膿。症狀：患側乳房腫脹疼痛、或搏動性疼痛，局部皮膚發紅、發燙，有明顯壓痛。伴有畏寒，發熱等全身症狀。炎症進一步發展時，乳腺組織發生壞死。化膿可形成膿腫，以至破潰，並出現寒戰高熱。中醫稱爲「乳癰」，認爲與肝氣不舒，胃熱鬱結有關。

【按穴】 一手拇指按膻中（圖47）。另一手食指按患側乳根（圖118）。中指扣按期門（圖71）。

兩臂在胸前交叉左（右）手中指按右（左）側肩井（圖102）：疏泄肝氣鬱結，瀉胃經積熱，通經活絡，散瘀破結。

兩手拇指交替按兩側內關（圖5）：淸心泄邪熱，化滯散結、通乳。少澤（圖120）。合谷（圖2）。曲池（圖16）。

兩手拇指按梁丘（圖67）。足三里（圖18）。太衝（圖12）。

【按特效穴點】 兩手拇指交替按兩側乳癰穴。

乳癰穴：在腕橫紋與肘橫紋連線中點，兩骨間（臂中）（圖36）。

【排濁】 (1)從患部往出抓病氣。

(2)疏導足三陰經。

七十九、乳腺增加

乳腺增生又稱囊性乳腺病，是婦女多發病，常見二十五～四十歲之間。此病的發生與內分泌功能紊亂，特別是卵巢功能失調有關。其症狀：乳房脹痛，每在行經前後加重。乳房一側或雙側可觸及串珠狀結節，大小不一。相當於中醫乳癖。中醫認爲與肝氣橫逆，胃脾失調有關。

【按穴】 一手拇指按膻中（圖47）。另一手拇指按患側乳根（圖118）。中指扣按期門（圖71）。

兩臂在胸前交叉，左（右）手按右（左）肩井（圖102）。

兩手拇指按屋翳。足三里（圖18）。

屋翳：在第二肋骨間隙、前正中線旁開五橫指（四寸）（圖118）。

兩手拇指交替按兩側合谷（圖2）。

兩手翻至背後，中指按肝俞（圖28）。

【隨症取穴】

1.肝旺。

【按穴】 兩手食指按太衝（圖12）。蠡溝（圖116）。

2.肝腎陰虛。

【按穴】 兩手拇指按太谿（圖53）。

3.月經不調。

【按穴】 兩手拇指按三陰交（圖22）。

4.氣血兩虧。

【按穴】 兩手翻至背後，拇指按脾俞（圖28）。

5.胸悶。

【按穴】 兩手交替按內關（圖5）。

【排濁】 (1)從患部往出抓病氣。

(2)疏導足三陰經。

八十、產後尿瀦留

產後尿瀦留是產後遇到的併發症之一。患者一般有產道、會陰損傷和下腹部手術史。爲神經系統反射性所引起。症狀：小腹脹滿，膨隆、有尿意但排尿困難，點滴而下，甚至閉塞不通。中醫稱「產後癃閉」。認爲與肺脾氣虛，肝鬱氣滯，產時損傷腎氣，膀胱氣化失職，以及情志不暢有關。

【按穴】 一手拇指按關元（圖62），中指扣按中極（圖62）。另一手食、中指扣按肓兪（圖62）。

兩手拇指按足三里（圖18）。三陰交（圖22）。

兩手翻至背後，拇指按膀胱兪（圖63）。白環兪（圖84）。

【排濁】 (1)從小腹部往出抓病氣。

(2)疏導足三陽經。

八十一、更年期綜合症

女性由成熟期轉到閉經期時，即稱「更年期」。更年期大約在四十五～五十歲之間。據說，閉經的平均年齡在五十一歲。多數婦女在絕經前後出現一系列以植物神經功能紊亂爲主的症候群。稱爲「更年期綜合症」。其原因：一旦停止排卵時，女性荷爾蒙的分泌會減少。所以整個內分泌系統會因此混亂。導致控制全身血管與心臟功能的自律神經系統也引起各種障礙。

其主要症狀：月經周期紊亂、月經期延長、經量增加、或月經來潮如血崩、或經量逐漸減少而停止。外陰、陰道、子宮、輸卵管、乳腺等組織逐漸萎縮、骨盆底及陰道周圍組織逐漸鬆弛。陣發性潮熱，出汗，以夜間多見。情緒不穩定，易激動、緊張或憂鬱。有感覺過敏或減退的異常表現。如刺痛、麻木等。記憶力減退，或伴有頭痛、眩暈、乏力、便秘、腰酸背痛、肩膀僵硬、耳鳴、好哭、發無名火、健忘、心悸等。

【按穴】 一手拇指按膻中（圖47），另一手拇、中指扣按風池（圖4）。兩手拇指交替按兩側神門（圖26）。合谷（圖2）。內關（圖5）。兩手拇指按血海（圖106）。三陰交（圖22）。復溜（圖104）。太谿（圖5）。太衝

（圖12）。

兩手翻至背後，中指按肝俞（圖28）。拇指按腎俞（圖28）。

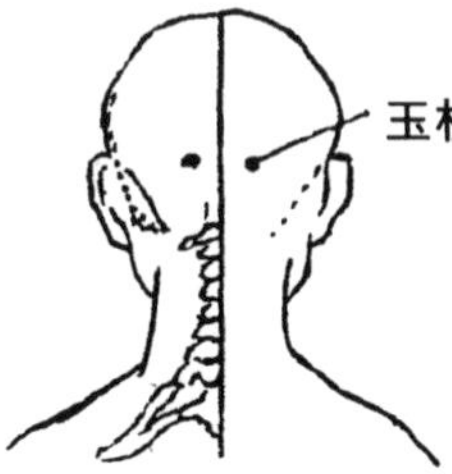

圖128

八十二、眼睛疲勞

眼睛疲勞指讀書、寫字等，短時間內，眼睛出現發澀、流淚、目眩、疼痛等現象。眼睛本身沒有什麼毛病。這主要由於現代科技高度發展，現代人的眼睛根本得不到很好休息。而且眼睛受到刺激時，便產生慢性眼睛疲勞。

【按穴】　兩手拇指按玉枕。行間（圖87）。

玉枕：後髮際上三橫指，後正中線旁開一橫指半（一．三寸）（圖128）。

一手拇、食指扣按睛明（圖46）。另一手拇、中指扣按天柱（圖8）。

八十三、近　視

近視指外觀眼部一般無明顯異常。只是對遠處的物體、字跡辨認困難，即看近時清楚，稍遠則模糊。是眼科最常見病。多由遺傳、或學習、工作時光線不足，讀書、寫字距離姿勢不正引起的。較重者視力在〇・一～〇・三之間；輕度近視者視力一般在〇・五～〇・七之間。對後天近視，或青少年因用眼衛生不良形成的假性近視效果較佳。但先天近視眼球體異常於正常，病程久者，僅能減輕自覺症狀，控制視力下降的作用。

【按穴】 一手拇、食指扣按睛明（圖46），另一手拇、中指扣按風池（圖4）。

一手食、中指扣按攢竹（圖45），另一手拇、食指扣按承泣。

承泣：平視，瞳孔直下目眶下緣與眼球之間（圖130）。

一手拇、食指扣按四白（圖45），另一手拇、中指扣按太陽（圖4）。

兩手拇指按客主人。翳明。足三里（圖18）。光明（圖127）。

客主人：臉部側面的中央，亦即顴骨上方凹陷處（圖129）。

翳明：翳風後一橫指處（圖129）。

兩手拇指交替按兩側合谷（圖2）。

兩手翻至背後，中指按肝俞（圖28）。

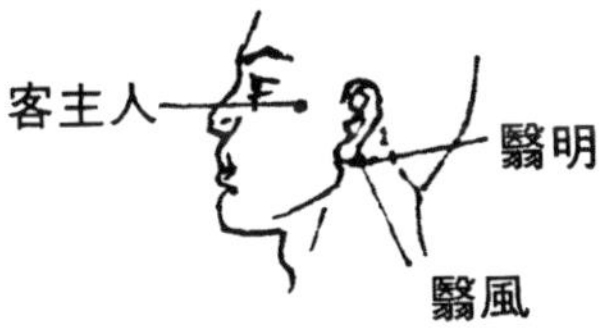

圖129

【排濁】

疏導足三陰經。

八十四、複　視

複視指眼睛視物成象出現重影。可見於多種病症。如支配眼肌的神經麻痺或功能障礙，以及眼肌麻痺等。中醫稱為「視一為二」症。

【按穴】　一手拇、中指扣按太陽（圖4）。另一手拇、食指扣按球後。球後：眼眶下緣外四分之一與內四分之三交界處（圖130）。一手食、中指扣按攢竹（圖45），另一手拇、中指扣按風池（圖4）。

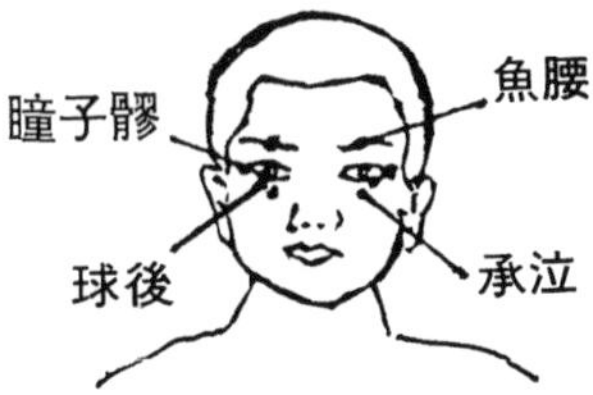

圖130

八十五、老花眼

老花眼指人到五十歲左右，閱讀或近距離工作時，視力逐漸減低，視物不清，且逐年加重。

俗語說：「花不花，四十七、八。」其表現：看遠外景物尚清晰，而看近景物卻不清楚。如看書，只有放在較遠處才看得清楚些。看得時間稍久或光線不足，就出現眼瞼沉重感。或頭痛眼脹、視力模糊等症狀。

【按穴】　一手拇、食指扣按魚腰。另一手拇、中指扣按風池（圖4）。

魚腰：眉毛中央、正對直視時眼球（圖130）。

兩手拇指按翳明（圖129）。球後（圖130）。

兩手拇指按太衝（圖12）。厲兌（圖19）、足臨泣（圖3）。申脈（圖34）。照海（圖86）。

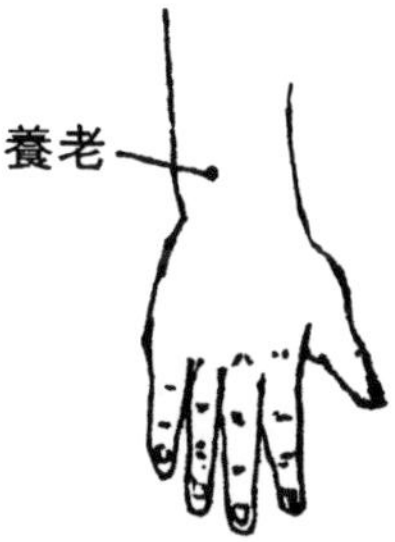

圖131

兩手翻至背後，中指按肝俞（圖28）。拇指按腎俞（圖28）。

【按特效穴點】

兩手拇指交替按兩側養老。此穴對眼睛疲勞，眼睛充血有效。尤其是老花眼，年齡越高效果越好。

養好：正坐屈肘，手掌朝面，向外方旋轉，在手髁骨上現有孔陷處（圖131）。

【排濁】

疏導足三陰經。

八十六、斜　視

斜視指眼球向內或向外傾斜。中醫認爲與肝虛、腎虧有關。

【按穴】　一手拇、食指扣按四白（圖45），另一手拇、中指扣按風池（圖4）。

兩手拇指交替按兩側合谷（圖2）。

兩手翻至背後，中指按肝俞（圖28）。拇指按腎俞（圖28）。

【隨症取穴】

1.內斜視。

【按穴】　一手拇、中指扣按太陽（圖4），另一手拇、中指扣按瞳子髎。

瞳子髎：去外眼角五分處（圖130）。

2.外斜視。

【按穴】　一手拇、食指扣按睛明（圖46）。另一手食、中指扣按攢竹（圖45）。

【排濁】

疏導足三陰經。

八十七、迎風流淚

迎風流淚是眼病常見症狀。其中部分患者由於淚道通路障礙，或淚腺分泌異常所致。另外也有淚道通暢、眼瞼及淚點位置正常而流淚的。中醫認為：肝開竅於目，其液為淚。多因肝虛風寒入絡而流淚。

【按穴】　一手拇、食指扣按睛明（圖46）。另一手拇、中指扣按風池（圖4）。一手食、中指扣按攢竹（圖45）。另一手拇、食指扣按陽白（圖1）。兩手拇指交替按合谷（圖2）。外關（圖6）。後谿（圖9）。兩手拇指按足三里（圖18）。兩手翻至背後，中指按肝俞（圖28）。拇指按腎俞（圖28）。

八十八、眼瞼下垂

眼瞼下垂，中醫認為是風邪傷絡或中氣不足所致。

【按穴】　一手拇、中指扣按絲竹空（圖46）。另一手拇、中指扣按風池（圖4）。

一手食、中指扣按攢竹（圖45）。另一手拇、中指扣按陽白（圖1）。

兩手中指按魚腰（圖130）。

兩手拇指交替按兩側合谷（圖2）。

兩手拇指按足三里（圖18）。三陰交（圖22）。

八十九、色　盲

色盲指眼睛分辨顏色的能力發生障礙，不能正確辨別顏色深淺、或明暗相似的顏色。分先天性和後天性兩種，據病情又可分色盲和色弱。

【按穴】　一手拇、食指扣按睛明（圖46）。另一手拇、中指扣按風池（圖4）。

一手食、中指扣按攢竹（圖45）。另一手拇、中指扣按太陽（圖4）。

一手拇、中指扣按瞳子髎（圖130）。另一手拇、中指扣按四白（圖45）。

一手拇、食指扣按魚腰（圖130）。另一手拇、中指扣按球後（圖130）。

兩手拇指交替按兩側合谷（圖2）。

兩手拇指按足三里（圖18）。光明（圖127）。行間（圖87）。

兩手翻至背後，中指按肝俞（圖28）。拇指按腎俞（圖28）。

【排濁】疏導足三陰經。

九十、結膜炎

結膜炎指眼瞼被覆的單純性炎症。是由細菌或病毒感染引起的一種急性傳染性病。俗稱「紅眼症」。灰塵、煙霧、強光、雪、水或冰的反光均可導致此病。一般以流淚開始，眼瞼發癢及灼熱，結膜及眼角鮮紅，眼瞼腫脹，可有膿性分泌物，畏光。初時僅一目，即可漸及兩側。伴有口苦、煩熱、舌邊尖紅、頭痛。好發於春秋季節。持續數天或數週。有時可自癒。中醫稱「赤腫痛」。認為與外感，風熱邪毒，或因肝膽火盛所致。

【按穴】　一手拇、中指扣按太陽（圖４）。另一手拇、中指扣按風池（圖４）。一手拇、食指扣按睛明（圖46）：祛風明目、調理氣血。另一手拇指按上星(圖１)。兩手拇指交替按兩側少商（圖91）。合谷（圖２）。曲池（圖16）。兩手拇指按太衝（圖12）。行間（圖87）：降肝之風熱。

【按特效穴點】
兩手中指交替按兩側臂臑。此穴能有效消除畏光、焦灼感、重感、紅腫疼痛、視力減

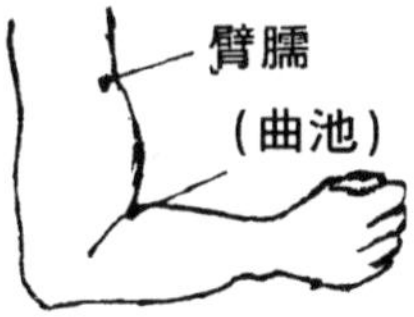

圖132

弱、辨色模糊等症狀。

臂臑：屈肘、曲池（圖16）上七寸，三角肌盡處（圖132）。

食指按素髎（圖23）。

【排濁】(1)從患眼往出抓病氣。

(2)疏導足三陰經。

附：電光眼炎

電光眼是眼部受電弧放射的紫外線或電焊氣影響所引起的。紫外線易爲結膜、角膜吸收而引起一系列症狀。發作時主要有眼痛、流淚、怕光、眼內異物感及結膜充血。輕微的休息一～二天可自癒。選穴可參考上節。

【按穴】一手食、中指扣按攢竹（圖45）。另一手拇、食指扣按陽白（圖1）。

一手拇、食指扣按絲竹空（圖46）。另一手拇、中指扣按四白（圖45）。

【排濁】同上。

九十一、麥粒腫

麵粒腫是眼瞼腺體急性化膿性的炎症。伴有局部腫脹，可能有潰瘍，痂皮或鱗屑形成。俗稱「針眼」。西醫稱「瞼緣炎」。病起時眼瞼癢痛，患處睫毛毛囊根部皮膚紅腫，硬結形如麥粒，推之不移，繼而紅腫，熱痛加劇。輕者數日內未經成膿自行消散。較重者要經三～五天後，於睫毛根部附近或相應的瞼結膜上出現黃色膿點。不久可自行消散，流出膿液而癒。本病有慣發性，多生於一目。因脾、胃濕熱兼有口臭，心煩，口渴。因外感風熱者，兼有惡寒，發熱，頭痛，咳嗽。

【按穴】　兩手食指按承泣（圖130）。中指扣按四白（圖45）。

一手拇、食指扣按睛明（圖46）。另一手拇、中指扣按太陽（圖4）。

兩手拇指交替按兩側後谿（圖9）。合谷（圖2）。曲池（圖16）。

兩手拇指按足三里（圖18）。三陰交（圖22）：健脾化濕、清除濕熱。內庭（圖3）。行間（圖87）。

兩手翻至背後，中指按肝俞（圖28）。拇指按脾俞（圖28）。

【按特效穴點】

兩手食指按內厲兌。

內厲兌：第二趾內側爪甲角後一分許（圖19）。

拇指按素髎（圖23）。

【排濁】(1)從患眼往出抓病氣。

⑵疏導足三陰經。

九十二、白內障

白內障指透明的晶狀體變爲混濁。視力減退，甚至失明。一旦眼睛好像被霧籠罩般看不清楚。或看白色牆壁，藍色的天空，好像有蚊子飛舞，此是患白內障的訊號。此外視力減退，而且把一個東西看成兩個。再嚴重些，在強烈的燈光下，眼睛看不到東西，甚至產生夜盲。老年性白內障發展緩慢，一般要一～二年或更長時間才能形成。中醫稱：「如銀內障」。認爲與經氣不能上濡於目，肝腎不足有關。

【按穴】 一手拇、食指扣按承泣（圖130）。另一手拇、中指扣按風池（圖4）。

一手拇、食指扣按睛明（圖46）。另一手拇、中指扣按瞳子髎（圖130）。

兩手拇指交替按兩側合谷（圖2）。養老（圖131）。

兩手拇指按翳明（圖129）。光明（圖127）。足臨泣（圖3）。

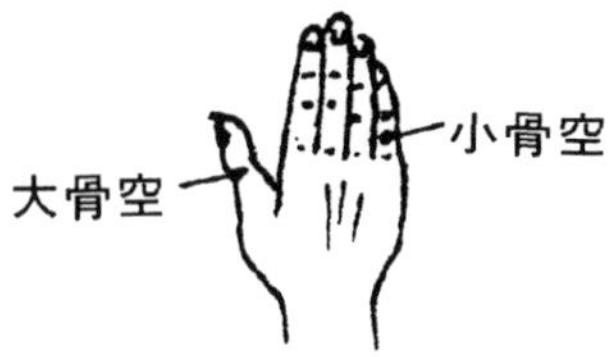

圖133

兩手翻至背後，中指按肝兪（圖28）。拇指按腎兪（圖28）。

【按特效穴點】

兩手拇指交替按兩側大骨空：明目除障。能使視神經恢復正常功能。加速晶體的新陳代謝，遏阻白內障生成。另外對眼睛疲勞、淚眼等均有療效。

大骨空：手大拇指背面中節骨尖上（圖133）。

【排濁】 ⑴從患眼往出抓病氣。

⑵疏導足三陰經。

九十三、青光眼

青光眼由於眼壓升高，引起眼球脹痛，連及前額。初發期患者常感覺頭痛、頭脹、視力減退，夜晚看到燈光周圍有虹樣彩色環。眼球比正常人略硬。黑眼仁（瞳孔）略大。急性發作期視力減退明顯。甚至逐潮失明。頭痛的厲害，有的噁心、嘔吐、口苦、尿黃。絕對期不能分辨白天黑夜，瞳孔很大，看上去是墨綠色。中醫稱爲：「綠風內障」。認爲由於勞心過度，陰血耗傷，導致肝、膽之火上擾目竅。

【按穴】 一手拇、食指扣按睛明（圖46）。另一手拇、中指扣按太陽（圖4）。

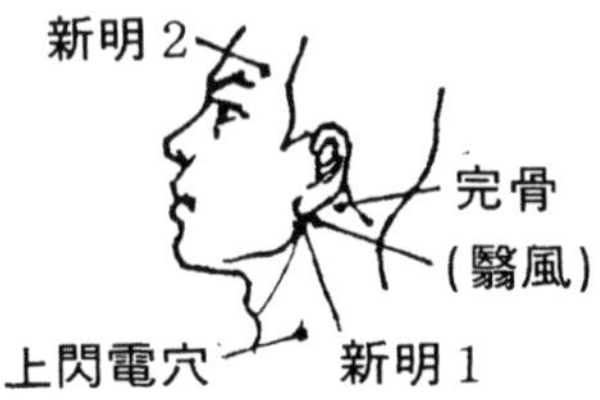

圖134

一手拇、中指扣按陽白（圖1）。另一手拇、中指扣按球後（圖130）。

一手拇、食指扣按承泣（圖130）。另一手拇、中指扣按風池（圖4）。

兩手拇指交替按兩側合谷（圖2）。養老（圖131）。內關（圖5）。

兩手拇指按翳明（圖129）。足三里（圖18）。光明（圖127）。足臨泣（圖3）。太衝（圖12）。

兩手翻至背後，中指按肝俞（圖28）。拇指按腎俞（圖28）。

【按特效穴點】

兩手拇指按新明1。新明2。可改善眼部的微循環和營養狀態，加速機體對眼部水腫、出血、滲出等各種病理改變的吸收和修復。

新明1.：位於耳垂後皺紋中點，相當於翳風前五分處（圖134）。

新明2.：位於眉梢上一寸，外開五分（圖134）。

【排濁】 (1)從患眼往出抓病氣。

(2)疏導足三陰經。

九十四、中心性視網膜炎

中心性視網膜炎是常見的眼底病。多由病灶感染，用眼過度、精神緊張等引起。患者感到視野中央有圓形暗影。視物模糊、變小、扭曲。眼底黃斑部有一個界限清楚的水腫區。經治療水腫消退、自覺症狀好轉、但容易復發。好發於青、壯年男性，或妊娠婦女。多單眼發病。中醫稱「視大反小症」。認爲是肝、腎虧虛所致。

【按穴】 一手拇、食指扣按睛明（圖46）。另一手拇、中指扣按太陽（圖4）。

一手食、中指扣按攢竹（圖45）。另一手拇、中指扣按球後（圖130）。

一手拇、食指扣按承泣（圖130）。另一手拇、中指扣按風池（圖4）。

兩手拇指交替按兩側合谷（圖2）。大骨空（圖133）。小骨空。

小骨空：手小指背面中節骨尖上（圖133）。

兩手拇指按三陰交（圖22）。光明（圖127）。太谿（圖53）。太衝（圖12）。

兩手翻至背後，中指按肝俞（圖28）。拇指按腎俞（圖28）。

【按特效穴點】

兩手拇指按新明1（圖134）。新明2（圖134）。此二穴對單純水腫型和滲出型療效明顯，瘢痕結疤型療效尚可。嚴重侵犯脈絡膜者療效較差。

【排濁】 ⑴從患眼往出抓病氣。

⑵疏導足三陰經。

九十五、視神經萎縮

視神經萎縮是眼科難治的一種常見病。多為體弱失血或視神經炎等原因引起的視神經纖維的退行性改變所致。患者眼睛外觀如常，瞳孔無異常，唯視力逐漸減退，初期自覺視物昏渺，蒙昧不清，或眼前陰影一片。甚至呈現青綠藍碧或赤黃之色。若日久失治，便不辨人物、不分明暗，甚至失明。伴有頭暈、心煩、耳鳴、健忘、失眠等症。中醫稱「視瞻昏渺」。視力逐漸喪失的則稱「青盲」。認為與肝、腎及心營虧損有關。

【按穴】 一手拇、食指扣按睛明（圖46）。另一手拇、中指扣按風池（圖4）。

一手食、中指扣按攢竹（圖45）。另一手拇、中指扣按瞳子髎（圖130）。

一手拇、中指扣按魚腰（圖130）。另一手拇、中指扣按絲竹空（圖46）。

一手拇、食指扣按承泣（圖130）。另一手食指按大椎（圖15）。

兩手拇指按足三里（圖18）。神門（圖26）。

一手從肩頭探下去，中指按兩側心俞（圖49）。兩手翻至背後，中指按肝俞（圖28）。拇指按腎俞（圖28）。

【按特效穴點】同上。

【排濁】同上。

九十六、耳鳴、耳聾

耳鳴、耳聾是聽覺異常的症狀。耳鳴指耳內異常鳴響。經常聽到「隆隆」、「嘰嘰」、「喳喳」的聲音。耳聾指聽力下降或喪失。耳鳴、耳聾常一起發生。有的先耳鳴，逐步聽力減退、或完全被耳內鳴響所代替，聽力喪失。

1. **實證：**因暴怒、驚恐、肝膽火旺、或痰熱鬱結所致。此型發病急暴、耳聾、或耳中悶脹、鳴聲不斷、聲響如蟬鳴或海潮聲，按之不減。肝膽火旺者可伴面赤、口乾、煩躁善怒。

【按穴】　兩手拇指按聽會。翳風（圖24）。陽陵泉（圖25）。俠谿。

聽會：耳珠前下方（聽宮直下）陷中（圖135）。

俠谿：第四、五趾縫上五分處（圖136）。

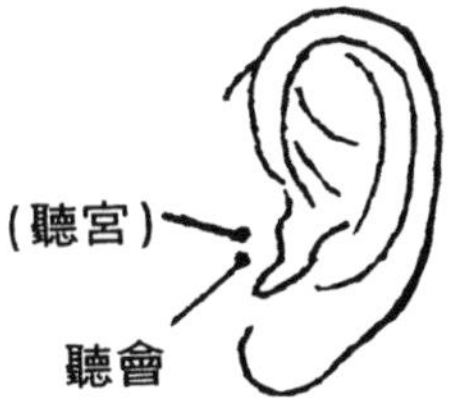

圖135

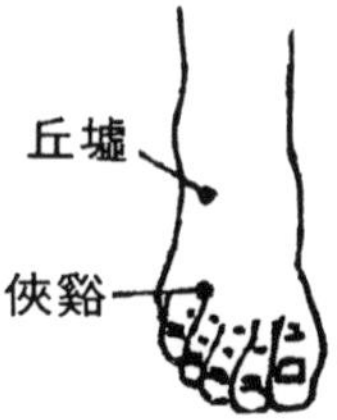

圖136

兩手拇指交替按兩側中渚（圖7）。

【隨症取穴】

1.肝膽火旺。

【按穴】 兩手拇指按太衝（圖12）。丘墟。

丘墟：四趾直上，足外踝之前下方陷中（圖136）。

2.痰熱鬱結。

【按穴】 兩手拇指按豐隆（圖54）。

兩手拇指交替按兩側勞宮（圖70）。

2.虛證：因腎經虧耗，精氣不能上達於耳者。此型多發於久病之後，或耳鳴時作時止，聲細調低，操勞則加劇。按之鳴聲漸弱。有頭暈、腰酸、遺精、帶下。

【按穴】 拇指按關元（圖62）。

兩手拇指按聽會（圖135）。翳風（圖24）。足三里（圖18）。太谿（圖53）。

兩手翻至背後按腎俞（圖28）。

【排濁】

疏導足三陰經。

九十七、中耳炎

中耳炎是一種中耳粘膜化膿性疾病。一般爲急性發病。多由細菌感染引起的。急性化膿感染時出現耳內劇烈脹痛，及搏動性跳痛，或耳周針刺樣痛，甚則疼痛放射至患側頭部，聽力減退，或有耳鳴，耳內流出黃稠膿液。並可伴有惡寒發熱，頭痛，全身不適等症狀。

急性患者久治不癒，或反覆發作形成中耳粘膜、骨膜、骨質的慢性化膿性炎症。鼓膜穿孔，經常流膿。稱爲慢性中耳炎。中醫稱爲「聤耳」，

【按穴】　兩手中指按聽宮（圖64），食指扣按聽會（圖135）。兩手拇指交替按兩側中渚（圖7）。合谷（圖2）。外關（圖6）。曲池（圖16）。兩手拇指按風池（圖4）。翳風（圖24）。足三里（圖18）。丘墟（圖136）。太谿（圖53）。足臨泣（圖3）。

【排濁】　(1)從患耳往出抓病氣。

(2)疏導足三陰經。

九十八、藥物中毒性神經性耳聾

藥物中毒性神經性耳聾指使用抗菌素，如鏈黴素、雙氫鏈黴素、新黴素、卡那黴素、慶大黴素等，而損害視聽神經引起耳聾。症狀：耳鳴、耳聾、並伴有眩暈，平衡失調等。

【按穴】 兩手中指按聽宮（圖64）。食指扣按聽會（圖135）。兩手拇指按完骨，翳風（圖24）。角孫（圖64）。完骨：乳突後下方凹陷中（圖134）。兩手翻至背後，中指按肝俞（圖28）。拇指按腎俞（圖28）。

九十九、口腔炎

口腔炎指口中粘膜上出現黃白色米粒大小的水泡（潰瘍點），又稱口瘡。伴有心煩易怒，口渴喜冷，便秘，尿黃。中醫稱「口疳」，認爲是脾胃濕熱，陰虛不足所致。

【按穴】 拇、食指扣按玉枕（圖128）。一手拇指按中脘（圖17）。另一手拇、中指扣按天樞（圖62）。

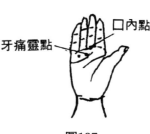

圖137

兩手拇指交替按合谷（圖2）。曲池（圖16）。

【按特效穴點】

左（右）邊疼痛用右（左）手拇指按左（右）邊口內點。

口內點：中指根的中央處（圖137）。

兩手拇指交替按兩側液門（圖14）。此穴可以治療由口腔炎、口角炎、唇炎、舌炎、口腔粘膜潰瘍、舌下腺炎，口舌粘膜損傷等引起的口舌痛。

【排濁】 (1)張口，從口腔往外抓病氣。

(2)疏導手三陽經。

一〇〇、舌　炎

舌炎指舌尖、舌邊潰瘍，辣痛。中醫認爲與肝熱，心火上炎有關。

【按穴】　一手拇指按風府（圖8）。另一手拇、中指扣按風池（圖4）。

兩手拇指交替按兩側合谷（圖2）。內關（圖5）：清心、瀉火。勞宮（圖70）。

兩手拇指按行間（圖87）。湧泉（圖61）。

一手從肩頭探下去按兩側肺俞（圖58）。心俞（圖49）。

兩手翻至背後，中指按肝俞（圖28），拇指按脾俞（圖28）。

【按特效穴點】同上。

【排濁】 (1)從舌上往出抓病氣。

(2)疏導手三陰經。

一〇一、複發性口腔潰瘍

複發性口腔潰瘍指口腔、舌尖、舌邊糜爛。往往反覆發作，進食時疼痛難忍，伴有發熱、口渴、尿黃。可能與病毒感染，內分泌紊亂，胃腸功能障礙，維生素類缺乏有關。

【按穴】 兩手拇指按頰車（圖41），食指扣按下關（圖41）。

中指按人中（圖23）。

兩手拇指按兩側內關（圖5）。勞宮（圖70）。

兩手拇指按血海（圖106）。三陰交（圖22）。照海（圖86）。太谿（圖53）。太衝（圖12）。

兩手翻至背後，中指按肝俞（圖28）。拇指按脾俞（圖28）。胃俞（圖68）。腎俞

（圖28）。

【按特效穴點】　同上。

【排濁】　⑴從口腔往出抓病氣。

⑵疏導手，足三陰經。

一〇二、牙　痛

牙痛是口腔疾患中最常見的症狀。一般由齲齒（蛀牙）、牙髓炎、牙周炎及本質過敏等引起。牙齒及牙齦部分疼痛。常伴有牙齦腫痛，或牙齒鬆動。可遇冷、熱、甜、酸等食物刺激而加重，常影響咀嚼。俗語說：「牙疼不算病，疼上就要命。」

【按穴】　兩手食指按兩側頰車（圖41）。中指扣按下關（圖41）。一手拇、中指扣按太陽（圖4）。另一手拇、中指扣按玉枕（圖128）。

兩手拇指交替按兩側合谷（圖2）。

兩手拇指按內庭（圖3）。崑崙（圖10）。

1.齲齒牙痛：牙齒蛀孔疼痛。時發時止。嚼食立時作痛。不易止痛。

【按穴】　兩手拇指交替按兩側二間。陽谷（圖31）。

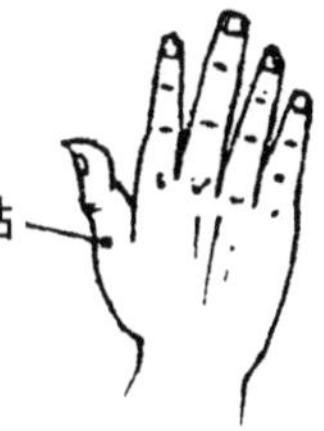

圖138

二間：食指本節前（橈側）橫紋尖端赤白肉際處（圖29）。

2.實火牙痛：痛時甚急，痛不可忍。又叫胃火牙痛。一吃熱飯胃火上升，立即就痛。

【按穴】 兩手拇指按內庭（圖3）。

兩手拇指交替按兩側勞宮（圖70）。

3.虛火牙痛：痛時甚緩，牙齦潮紅，又叫腎虛牙痛。白天輕、夜間重。神經衰弱的人大多數患此牙痛。

【按穴】 兩手拇指按太谿（圖53）。行間（圖87）。

4.風火牙痛：感受風火、牙床脹痛，有時腮外發腫，呵氣也痛，又叫風熱牙痛。

【按穴】 兩手拇指交替按兩側外關（圖6）。曲池（圖16）。

【按特效穴點】

拇指按患側牙痛靈點。

牙痛靈點：在中指與無名指交叉處，感情線的正上方（圖137）。

拇指按牙痛新穴。此穴對風寒、虛實牙痛都有效。

牙痛新穴：大拇指長伸肌凹陷外，第一掌骨端（圖138）。

兩手拇指交替按兩側液門（圖14）。肩井（圖102）。

【排濁】 (1)從痛處往出抓病氣。
(2)疏導手三陽經、足三陰經。

一〇三、牙齦炎

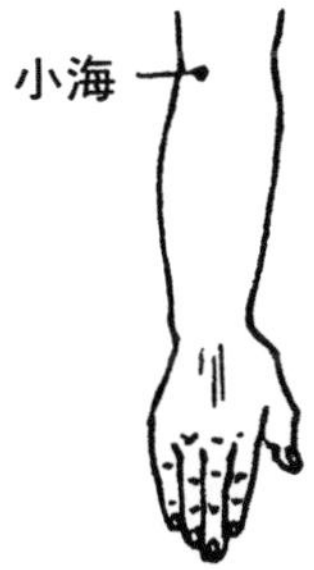

圖140

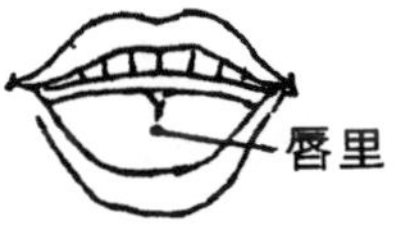

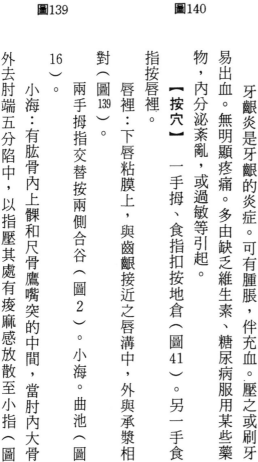

圖139

牙齦炎是牙齦的炎症。可有腫脹，伴充血。壓之或刷牙易出血。無明顯疼痛。多由缺乏維生素、糖尿病服用某些藥物，內分泌紊亂，或過敏等引起。

【按穴】 一手拇、食指扣按地倉（圖41）。另一手食指按唇裡。

唇裡：下唇粘膜上，與齒齦接近之唇溝中，外與承漿相對（圖139）。

兩手拇指交替按兩側合谷（圖2）。小海。曲池（圖16）。

小海：有肱骨內上髁和尺骨鷹嘴突的中間，當肘內大骨外去肘端五分陷中，以指壓其處有痠麻感放散至小指（圖

140）。

兩手拇指按內庭（圖3）。太谿（圖53）。

兩手翻至背後，拇指按脾俞（圖28）。胃俞（圖68）。腎俞（圖28）。

【按特效穴點】　同上。

【排濁】　同上。

疏導足三陰經。

一〇四、單純性甲狀腺腫

單純性甲狀腺腫是由於碘攝入不足，或代謝障礙所致。甲狀腺代償性增生肥大、俗稱：「粗脖子」。流行地區多在遠離海洋的山區，高原。另外多見於青春期、妊娠期、哺乳期、絕經期婦女。症狀：起病隱匿，病情緩慢，早期無自覺症狀。甲狀腺多呈兩側彌漫性腫大，無壓痛，一般無震顫。久病者甲狀腺顯著腫大、可有結節或囊性變，引起一系列壓迫症狀。如氣管、食管、喉部產生乾咳、氣短、吞咽困難、聲嘶等。

【按穴】　一手食指按天突（圖55）。另一手拇、中指扣按風池（圖4）。

一手拇指按廉泉（圖92）。另一手食，中指扣按攢竹（圖45）。

兩臂交叉胸前，左（右）手中指按右（左）側肩井（圖102）。

拇、食指反覆扣按腺腫兩側。

兩手拇指交替按兩側中渚（圖7）。外關（圖6）。神門（圖26）。

兩手拇指按足三里（圖18）。

一〇五、甲狀腺機能亢進

甲狀腺機能亢進。簡稱甲亢。是因多種病因引起的甲狀腺激素分泌過多所致的一種綜合症。多發於女性。症狀：兩側甲狀腺對稱性彌漫性腫大，質軟，可移動。兩眼突出，瞼裂增寬，瞬目減少，神經過敏，食慾亢進。心悸、多汗、消瘦、急躁、怕熱、手顫。

【按穴】 一手拇、食指扣按人迎（圖41）。另一手拇、中指扣按上天柱。

上天柱：天柱上五分（圖8）。

一手拇指按廉泉（圖92）。另一手拇、食指扣按平癭。

平癭：第四頸椎棘突下，旁開七分（圖141）。

兩手拇指交替按兩側神門（圖26）。內關（圖5）。間

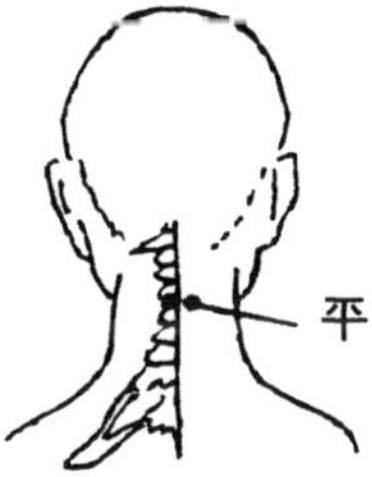

圖141

使。曲池（圖16）。

間使：腕横紋中央（大陵）上四横指、兩筋間（圖142）。

兩手拇指按足三里（圖18）。三陰交（圖22）。

【隨症取穴】

1.肝鬱痰結：癭腫眼突、情志抑鬱、胸悶不舒、煩燥易怒、心悸失眠、消穀善饑、口乾、舌質紅。

【按穴】　兩手拇指按太衝（圖12）。

兩手翻至背後，中指按肝兪（圖28）。拇指按脾兪（圖28）。

2.陰虛火旺：癭腫眼突、兩手震顫、神疲乏力、頭暈眼花、心悸、多汗、善饑。形狀消瘦、五心煩熱、舌質紅、少苔。

【按穴】　兩手拇指按陰陵泉（圖79）。太谿（圖53）。

3.眼突。

【按穴】　一手拇、食指扣按睛明（圖46）。另一手拇、中指扣按瞳子髎（圖130）。

一手食、中指扣按攢竹（圖45）。另一手拇、中指扣按四白（圖45）。

兩手中指按魚腰（圖130）。

4.手抖。

【按穴】　兩手拇指交替按兩側曲池（圖16）。

合谷（圖2）。

5.多汗。

【按穴】　兩手拇指交替按兩側合谷（圖2）。

陰郄（圖75）。

兩手拇指按復溜（圖104）。

【按特效穴點】

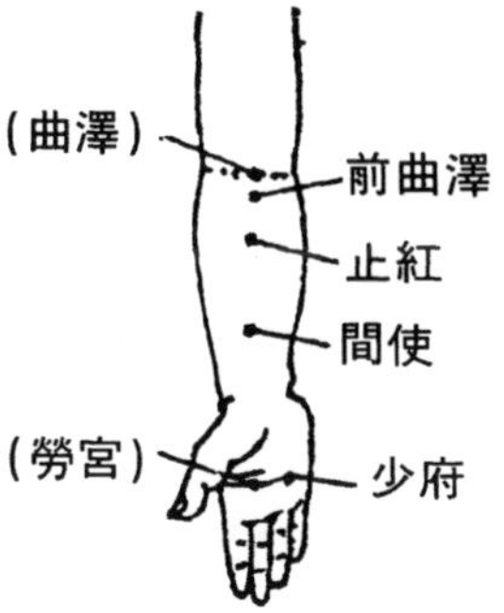

圖142

兩手拇指交替按兩側前曲澤。

前曲澤：肘橫紋正中曲澤下一横指處（圖142）。

一〇六、糖尿病

糖尿病是一種常見的代謝內分泌病。多與胰島病變、遺傳、肥胖等原因有關。典型症狀：多食、多飲、多尿稱爲三多。消瘦乏力、組織修復和抵抗力降低。並可出現皮膚和外陰瘙癢。四肢麻木、月經失調、性慾減退、視力降低等症狀。此病也容易引起肺炎、膀胱炎、腎盂腎炎、膿腫、動脈硬化與心肌梗塞。中醫稱爲：「消渴」。

1.上消：煩渴多飲、口乾舌燥、小便頻多。屬肺。

【按穴】 兩手拇指交替按兩側勞宮（圖70）。少府，太淵（圖65）。

少府：手指屈向掌中、小指與無名指盡處，與勞宮橫平（圖142）。

一手從肩頭探下去，用中指按兩側肺兪（圖58）。兩手翻至背後，拇指按胰兪。

胰兪：第八胸椎棘突下，旁開約二橫指處（圖143）。

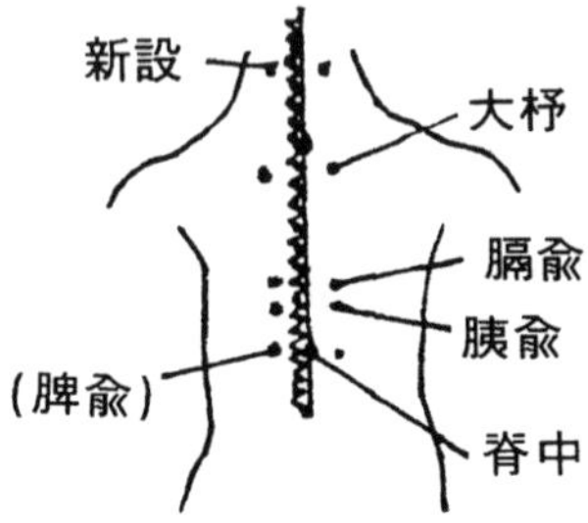

圖143

2.中消：多食易饑、胃中嘈雜、煩熱多汗、形體消瘦、尿多混黃、大便秘結。屬胃。

【按穴】 兩手拇指按三陰交（圖22）。內庭（圖3）。兩手翻至背後，拇指按脾兪（圖28）。胃兪（圖68）。胰兪（圖143）。

3.下消：小便頻，數量多，尿濁如脂膏，渴而多飲，顴紅虛煩，多夢，遺精，腰酸腿軟，皮膚乾燥，全身瘙癢。屬腎。

【按穴】 兩手拇指按太谿（圖53）。太衝（圖12）。兩手翻至背後，中指按肝兪（圖28）。胰兪（圖143）。拇指按腎兪（圖28）。

【隨症取穴】

1.口乾舌燥。

【按穴】　拇指按廉泉（圖92）。承漿（圖45）。

2.嘈雜善饑。

拇指按中脘（圖17）。兩手拇指交替按兩側內關（圖5）。

3.目視昏糊。

【按穴】　兩手拇指按光明（圖127）。

4.頭暈。

拇指按上星（圖1）。

【按特效穴點】

1.一手翻至背後，拇指按脊中。

脊中：十一胸椎下方（兩脾俞之間）（圖143）。

2.拇指按左側京門（圖111）。此穴可增加胰島素分泌量。此病是因胰臟分泌胰島素不足，使得糖無法被完全吸收溶解。因此殘留在血液中，造成腎臟的負擔，同時也影響了心臟、肝臟和胃的功能。

3.兩手拇指按地機（圖79）。

4.兩手拇指按胰點穴。

胰點穴：肚臍斜上方左右一橫指半（圖124）。

【排濁】

疏導足三陰經。

一〇七、風濕症

風濕症指感受風寒潮濕而患的病。常與起居不愼、勞累過度、汗出當風、涉水冒雨、久臥濕地、營養不良有關。中醫稱「痹症」。認爲氣血不足、素體先虛、外感風寒濕邪、阻塞經絡，肌肉、關節等處。以致氣血運行不暢、發生酸痛、麻木、甚至關節腫大，屈伸不利，活動功能受阻。與天氣陰雨變化有很大關係。一般患此病的二十～四十歲的女性較多，是男性的四倍。

1.行痹（風痹）：關節或肌肉酸痛，其痛游移不定。活動受阻。少數病人局部有發熱感，並兼有惡寒等表證。

【按穴】　疏風定痛。拇指按大椎（圖15）。

兩手拇指交替按兩側支溝（圖83）。

兩手拇指按血海（圖106）。足三里（圖18）。懸鍾（圖59）。

左（右）手翻至背後，中指按右（左）側膈俞。

膈俞：在第七胸椎棘突旁開約二橫處（圖143）。

2.痛痹（寒痹）：關節或肌肉酸痛，重者麻木，痛有定處。陰雨天特別明顯。

【按穴】　祛寒定痛。一手食指按氣海（圖52），中指扣按關元（圖62）。另一手拇、中指扣按天柱（圖8）。

兩手拇指交替按兩側陽谷（圖31）。曲池（圖16）。

兩手拇指按足三里（圖18）。委中（圖40）。承山（圖40）。

一手拇指按健側養老（圖131）。治下肢腰部爲主的痛痹。

兩手翻至背後，拇指按腎俞（圖28）。

3.著痹（濕痹）：疼痛較劇、痛如椎刺、固定不移、得熱則疼減、遇寒則疼痛加劇、屈伸不便。

【按穴】　健脾利濕。兩手拇指按足三里（圖18）。陰陵泉（圖79）。三陰交（圖22）。商丘。

商丘：在足內踝下微前陷中（圖144）。

兩手翻至背後，拇指按脾俞（圖28）。

4.熱痹：關節疼痛，局部紅腫熱痛，關節活動功能障礙，發熱口渴，汗出不解。

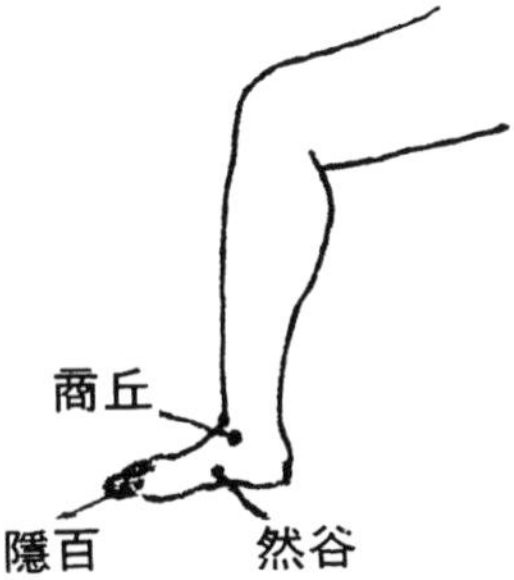

圖144

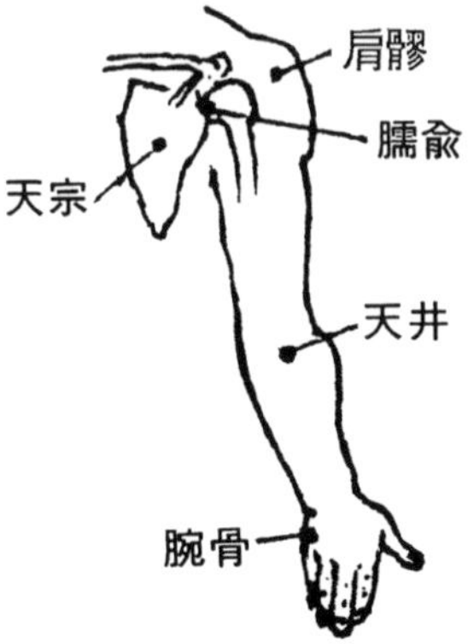

圖145

【按穴】 清泄邪熱。拇指按大椎（圖15）。兩手拇指交替按兩側合谷（圖2）。曲池（圖16）。陷谷。

陷谷：內庭上二橫指。第2、3趾的蹠骨間縫中（圖3）。

【隨症取穴】

1.肩部。

【按穴】 中指按患側肩髃（圖35）。肩髎。臑俞。

肩髎：肩髃的後凹陷，肩峰突起的外後方（圖145）。

臑俞：在肩胛骨關節後方的三角肌中，腋後縫尖直上骨下陷中（圖145）。

2.肘臂部。

【按穴】 拇指按患側合谷（圖2）。外關（圖6）。曲池（圖16）。天井。手三里

（圖35）。

天井：屈肘舉臂，在肘尖上一寸關節罅陷中（圖145）。

3.腕部。

【按穴】拇指按患側陽池（圖65）。外關（圖6）。陽谿（圖60）。腕骨。

腕骨：在掌後外側腕高骨前陷中（圖145）。

4.腰背部。

【按穴】拇指按腰陽關（圖110）。

兩手翻至背後，拇指按腎兪（圖28）。

5.髖部。

【按穴】拇指按患側環跳（圖38）。髀關（圖39）。

6.膝部。

兩手拇指按懸鍾（圖59）。

【按穴】拇指按患側梁丘（圖67）。犢鼻（外膝眼）（圖39）。陽陵泉（圖25）。

7.踝部。

【按穴】拇指按患側申脈（圖34）。照海（圖86）。丘墟（圖109）。解谿（圖39）。

【按特效穴點】

兩手拇指按天樞（圖62）。

一手拇指按水分（圖62）。另一手拇指按陰交（圖118）。

風寒濕之氣雜至合而爲痹。此三穴位於臍周，具有調和氣血，疏通經脈的作用，氣通血行，痹自除。

【排濁】 (1)從痛處及患側手指或腳趾往出抓病氣。

(2)從痛處順經疏導。

通過按壓腧穴，促進局部血液循環。再向體外排出風寒濕氣。便能達到活血除濕，消腫止痛的作用。

一〇八、頸椎病

頸椎病是中老年常見的頸椎及軟骨，軟組織的退行性病變。

病狀：頸項部或頸肩部酸脹不適或疼痛，壓痛，頸項轉動不利。甚至頭眩昏，耳鳴、肢麻，有時一側手臂發涼。

1. **肝腎不足：**頸項部疼痛，連及上肢疼痛和麻木，視物模糊，耳鳴、眼花、腰膝酸軟。

【按穴】　補肝益腎。拇指按大椎（圖15）。拇、中指扣按天柱（圖8）。大杼。大杼：第一胸椎棘突旁開二橫指處（圖143）。兩手拇指按太谿（圖53）。兩手翻至背後，中指按肝兪（圖28）。拇指按腎兪（圖28）。

2.外感風寒：後項部酸痛，局部怕冷，吸風受寒後痛甚，頸部轉動不便。有時伴有畏寒怕冷感。

【按穴】　祛風散寒。拇指按大椎（圖15）。拇、中指扣按風門（圖58）。兩手拇指交替按外關（圖6）。後谿（圖9）。

【按特效穴點】

兩手拇指按陰谷（圖103）。此穴可以消退骨質增生，因此可以使受壓筋脈得以鬆解。新設。新設：第三、四頸椎棘突間旁開二橫指處（圖143）。

【排濁】　(1)從患處往出抓病氣。(2)疏導手三陽經、足三陰經。

一〇九、落　枕

落枕是頸部軟組織損傷的一種常見病症。常因睡眠時姿勢不正、枕頭過高或過低，使枕項一側的肌群在較長時間內處於過度伸張狀態，而發生痙攣。或因頸項部著涼受寒所致。頸項部強直酸痛，活動不利，不能側轉回顧。重者，甚至頭前傾或向患側偏斜。頸肩部及肩胛部有明顯壓痛及肌肉緊張。

【按穴】 拇、中指扣按風池（圖4）：祛散風邪、調和氣血、氣血通暢、項強消失。天柱（圖8）。新設（圖143）。

兩手拇指交替按兩側後谿（圖9）。

【按特效穴點】

兩手中指交替按落枕點。邊按邊活動頸項。

落枕點：手背第二掌骨間，緊靠掌指關節隆突（圖146）。

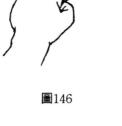

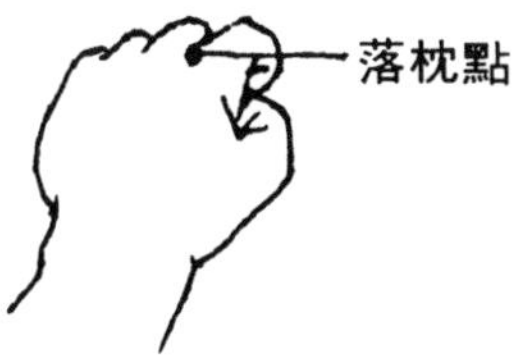

圖146

兩手拇指按懸鍾（圖59）。

【排濁】 (1)從痛處往出抓病氣。

(2)疏導手三陽經。

一一〇、肩周炎

肩周炎指肩關節周圍軟組織的無菌性炎症。多由勞累過度，肩部感受風寒濕，扭傷及慢性勞損，使局部氣血運行不暢，經脈阻滯所致。症狀：肩關節部疼痛，活動受限，上臂不能上舉、後伸、常影響穿衣，梳頭等日常生活。久則肩關節周圍軟組織粘連，進而肩部肌肉萎縮。中醫稱：「漏肩風」。五十歲左右人多見，又稱：「五十肩」，女性多於男性。

【按穴】 左（右）手從右（左）肩頭探下去，中指按患側天宗。天宗：肩胛骨中央（圖145）。

拇指按患側肩髃（圖35）。臂臑（圖132）。後谿（圖9）。合谷（圖2）。曲池（圖16）。

中指按患側肩髎（圖145）。

【隨症取穴】

1. 肩內側痛。

【按穴】 拇指按尺澤（圖43）。太淵（圖65）。

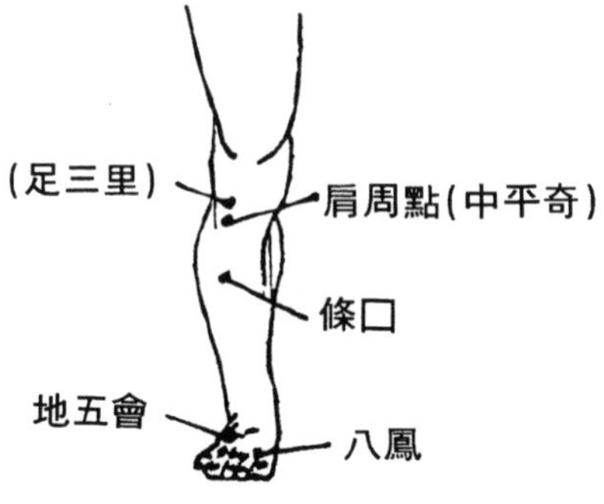

圖147

2. 肩外側痛。

【按穴】 拇指按後谿（圖9）。小海（圖140）。

3. 肩前側痛。

【按穴】 拇指按合谷（圖2）。列缺（圖13）。

【按特效穴點】

1. 兩手拇指按肩周點（中平奇）。此症與脾胃虛弱、正氣不足有密切關係。不能榮筋骨、利關節、易感受風寒之邪。此穴具有顯著的祛寒、鎮靜作用。

肩周點（中平寄）：足三里下一橫指（圖147）。

2. 拇指按承山（圖40），另一手拇指按對面條口。

條口：足三里下七橫指（五寸）（圖147）。

拇指按懸鍾（圖59），中指扣按對面的三陰交（圖22）。

拇指按崑崙（圖10），中指扣按對面太谿（圖53）。

【排濁】 (1)從患肩往出抓病氣。

(2)疏導手三陽經。

一一、手臂麻痹症

手臂痲痹症指手臂、指節發痲、脹、刺痛、勞累、著涼或晚間明顯。多由勞傷、感受寒濕引起。

【按特效穴點】　拇指按患側頸臂穴。

頸臂穴：在鎖骨內1/3交界處，稍上一橫指，胸鎖乳突肌鎖骨端後緣凹陷處（圖148）。

拇指按患側肩臂穴。

肩臂穴：在鎖骨中點直下一橫指，隆起的小肌腱上（圖148）。

如頸椎病引起的肢臂酸麻，項背酸累者，用拇指與食、中指捏拿項後兩大筋腱，自上而下反覆五～十遍。

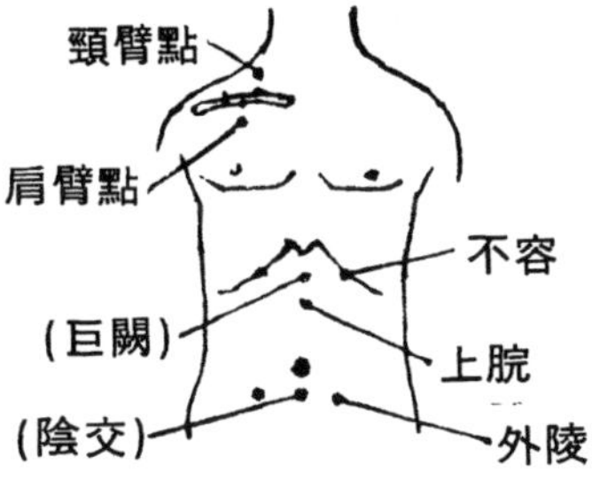

圖148

一一二、腕管綜合症

腕管綜合症指手指刺痛，尤以拇、食、中指為甚。呈刺痛或燒灼樣。夜間加劇，甚至於睡眠中痛醒。多由局部外傷所引起。久者可致魚際肌萎縮和手指感覺遲鈍。

【按穴】 拇指按患側合谷（圖2）。大陵（圖22）。曲池（圖16）。外勞宮。中渚（圖7）。

外勞宮：手背正中央（圖149）。

拇指按內關（圖5），食指扣按外關（圖6）。

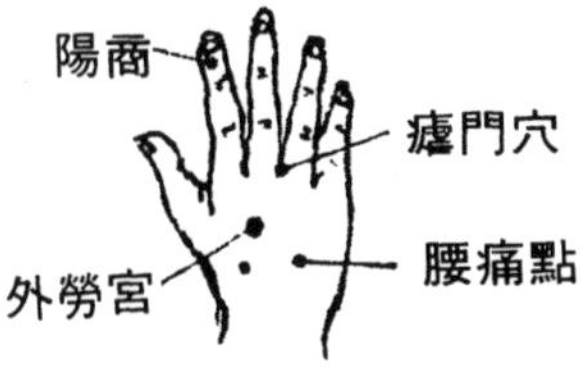

圖149

一一三、胸痛

胸部稱清曠之區，引起胸痛原因多種，一般與風寒濕及心肺病變有關。

1. **胸陽痺阻**：素體陽虛、或心肺氣虛，胸陽不展，氣血運行不暢，外寒乘虛而入，以致陰寒凝滯、阻滯脈絡。症狀：胸痛徹背、遇寒痛甚，胸悶氣粗，心悸，甚至不能平臥，喘息，面色蒼白、自汗、四肢厥冷。苔白。

【按穴】　溫陽宣痹。一手拇指按膻中（圖47）。另一手食指按氣海（圖52），中指扣按關元（圖62）。

兩手交替按兩側內關（圖5）。尺澤（圖43）。通里（圖42）。

兩手拇指按足三里（圖18）。

一手從肩頭探下去按兩側心俞（圖49），風門（圖58）。

2. **氣滯血瘀**：情志所傷，氣機鬱結，血流不暢，心脈瘀阻。症狀：胸部刺痛、固定不移、入夜更甚。或心神不寧、舌質偏紫。

【按穴】　調氣祛瘀。拇指按膻中（圖47），食指扣按巨闕（圖47）。

兩手拇指交替按兩側中府（圖55）。支溝（圖83）。陰郄（圖75）。

兩手拇指按血海（圖106）。太衝（圖12）。公孫（圖27）。

一手從肩頭探下去，按兩側心俞（圖49）。

左（右）手後翻按右（左）側膈俞（圖143）。

3. **痰熱壅肺**：肺中蘊熱、或外感風熱。熱灼津液爲痰，痰熱結於胸中，氣機痹阻。症狀：胸痛咳嗽，咯吐黃痰。偶見咯血，煩悶發熱，舌苔黃膩。

【按穴】 淸熱化痰。拇指按膻中（圖47）。兩手拇指交替按兩側曲池（圖16）。間使（圖142）。合谷（圖2）。太淵（圖65）。郄門（圖48）。兩手拇指按豐隆（圖54）。三陰交（圖22）。一手從肩頭探下，中指按兩側肺俞（圖58）。

【排濁】 (1)從痛處往出抓病氣。

(2)疏導手三陰經。

一一四、肋　痛

一側或兩側肋部疼痛是常見症狀。

1. **閃挫岔氣：**痛位固定、疼痛如刺、胸背、手臂活動受限，甚至呼吸也引起疼痛加劇。

2. **內臟疾病：**疼痛脹悶、時重時緩，平素有肝膽或胰脾方面的病症。咳嗽發熱等肺部疾病則肋痛而氣急。

3. **情緒鬱悶者：**痛而太息，飲食不香、乾噦，痛而部分不固定，脹滯走竄。

【按穴】 兩手拇指交替按兩側內關（圖5）。支溝（圖83）。

兩手拇指按期門（圖71）。血海（圖106）。陽陵泉（圖25）：有疏肝利膽、泄熱利濕、舒筋活絡的作用，「肋痛只須陽陵泉」。蠡溝（圖116）。三陰交（圖22）。太衝（圖12）。照海（圖86）。

兩手翻至背後，拇指按肝俞（圖28）。

【排濁】　(1)從痛處往出抓病氣。

(2)疏導手三陰經。

一一五、肩背痛

肩背痛指肩背部及頸項部酸痛，沉重如負重物。多因著涼。受寒引起。

【按穴】　一手食、中指扣按攢竹（圖45）。此穴能激發膀胱經氣，督脈之經氣。故能調暢氣血、舒筋活絡、緩解止痛，另一手拇、食指扣按天柱（圖8）。

兩手臂在胸前交叉，左（右）手，中指按右（左）側肩井（圖102）。

兩手拇指按委中（圖40）。承山（圖40）。懸鍾（圖59）。

【按特效穴點】　兩手中指按上閃電穴。

上閃電穴：喉結節旁開四橫指，再外斜下一橫指處（圖134）。

【排濁】 (1)從肩背部往出抓病氣。

(2)疏導手三陽經。

一一六、腰 痛

腰痛指腰部一側或兩側疼痛，是一種常見病症。中醫有「腰爲腎之府」的說法。可見，腰痛與腎有密切關係。

1. **寒濕腰痛**：因出汗當風，久臥濕地，冒雨涉水，濕衣裹體等，使寒濕之邪乘機而入。阻於經脈，氣血運行不暢。症狀：腰部冷痛，有沉重感，轉側活動不便，得溫及臥床後疼痛可見緩解。天氣陰雨疼痛加重，舌苔白膩。

【按穴】 祛寒利濕，拇指按腰陽關（圖110）。

兩手拇指按三陰交（圖22）。

兩手翻至背後，拇指按腎俞（圖28）。大腸俞（圖77）。

2. **濕熱腰痛**：外受濕熱，或寒濕之邪，久存體內，亦可化熱。以致濕熱之邪蘊於腰腑，阻遏經脈。

症狀：腰部疼痛有灼熱感，或兼有叩擊痛。口苦、心煩、小便黃赤。腰有緊束感。舌苔黃膩。

【按穴】　消熱利濕。兩手拇指按委中（圖40）。陰陵泉（圖79）。兩手翻至背後，拇指按腎俞（圖28）。

3. **腎虛腰痛**：久病體虛，年老精耗。或勞欲過度，以致精志虧耗，不能濡養經脈而痛。

症狀：起病緩慢，痛勢不甚，綿綿不已，腰膝酸軟無力，勞累後及後半夜疼痛加劇。一般臥床後疼痛明顯減輕。平時喜捶喜按，舌苔薄白。

【按穴】　補腎益精。拇指按命門（圖110）。兩手拇指按太谿（圖53）。復溜（圖104）。兩手翻至背後，拇指按腎俞（圖28）。志室（圖110）。

4. **瘀血腰痛**：長期體位不正，彎腰作業，或閃挫跌撲損傷經脈。症狀：一般腰部有外傷及閃挫史、疼痛如椎如刺、且痛有定處。俯仰不便、痛處拒按、有時偶爾出現血尿。舌質正常或紫暗。

【按穴】　拇指按腰陽關（圖110）。兩手拇指按委中（圖40）。委陽。委陽：屈膝、膕窩外側兩筋間（圖150）。

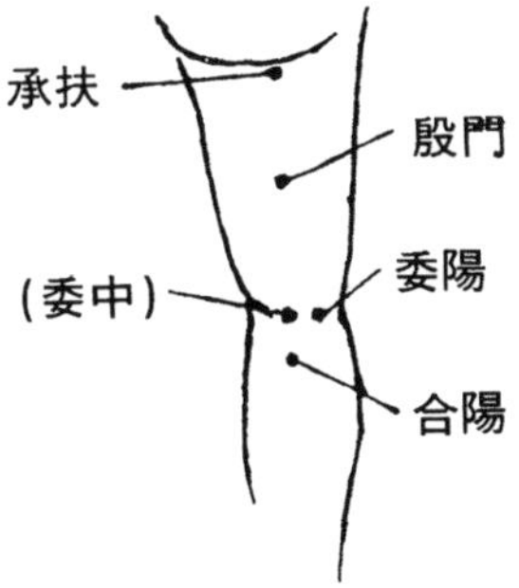

圖150

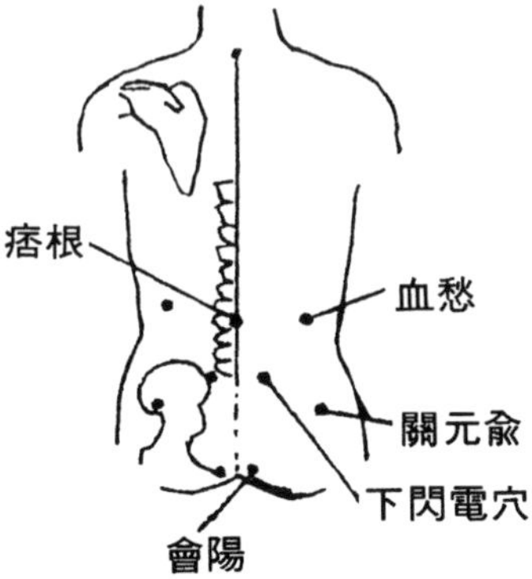

圖151

兩手翻至背後，拇指按腎俞（圖28）。

【按特效穴點】

兩手翻至背後，拇指按痞根。由於種種原因，皆可引起腰痛，則在此處形成痞根壓痛點，痞塊越大，則痛感越甚。按此穴可溫經散寒，通陽復脈，開閉行瘀，導滯消積，氣機宣通，痞消痛去。

痞根：第一、二腰椎（十三胸椎）棘突間旁開四橫指餘（三・五寸）。（圖151）。

【排濁】 (1)從痛處往出抓病氣。

(2)疏導足三陽經。

一一七、急性腰挫傷

急性腰挫傷指腰部因活動用力，或姿勢失當而引起腰部肌肉、韌帶、關節囊、筋膜等軟組織急性損傷，可爲部分撕裂或完全斷裂。爲青、壯年體力勞動者的常見損傷。症狀：挫傷後突然出現腰板強硬，屈伸、轉側不利，甚至下床翻身均感困難。不敢咳嗽或深呼吸，腰部脹痛或壓痛。

【按穴】　一手拇指按印堂(圖1)：推動督脈氣血運行，另一手拇指按腰陽關(圖110)。

一手拇指按人中（圖23）。另一手拇、中指扣按天柱（圖8）。

兩手拇指按委中（圖40）：祛除閃挫所致的瘀血凝滯。條口（圖147）。

兩手拇指交替按後谿（圖9）：有利腰脊、通督脈、行氣血、解痙止痛。上都（圖66）：有明顯的鎮痛作用。

兩手翻至背後，拇指按腎俞（圖28）。

【按特效穴點】

1.兩手拇、食指交替按兩側腰痛點。邊按，邊活動腰部，直至疼痛緩解爲止。

腰痛點：手背腕橫紋下一寸處，第二、三及第四、五掌骨近端（圖149）。

2.食、中指扣按攢竹（圖45）。

3.兩手中指按下閃電穴：治腰腿痛、腰扭傷、下肢麻木，效果明顯。

下閃電穴：第四骶椎旁開八橫指（六寸）處。

【排濁】　同上。

一一八、慢性腰肌勞損

慢性腰肌勞損指腰骶部肌肉、筋膜等軟組織的慢性損傷。在慢性腰痛中占有相當的比重。症狀：腰骶部一側或兩側酸痛不舒，時輕時重，纏綿不休，壓痛廣泛，但不明顯。酸痛一般在勞累後加重。休息後減輕。並與氣候變化有關。腰腿活動一般無明顯障礙，只在活動時有牽掣不適感。

【按穴】 兩手拇指按委中（圖40）。承山（圖40）。兩手翻至背後，拇指按腎俞（圖28）。大腸俞（圖77）。中指按秩邊、八髎（上、次、中、下）。

秩邊：第四骶骨孔（下髎）旁開三橫指（圖115）。

上髎：第一骶骨下，左右兩孔中（圖115）。

次髎：（圖115）。

中髎：第三骶骨下，左右兩孔中（圖115）。

下髎：第四骶椎下左右兩孔中（圖115）。

【按特效穴點】

同上。

【排濁】同上。

一一九、坐骨神經痛

坐骨神經痛指坐骨神經通路及其分布區的疼痛。多爲風寒濕邪侵襲經絡，氣血閉阻不能暢行所致。或注射刺激藥物及坐骨神經鄰近組織的病變引起。症狀：從腰部、臀部開始沿大腿後側，至小腿後外側及足背外側呈持續性或陣發性疼。如燒灼樣或刀割樣。患者常有腰腿活動受限制。咳嗽、打噴嚏、排便等均可引起疼痛加重。

【按穴】拇指按患側環跳（圖38）。承扶、殷門。委中（圖40）。陽陵泉（圖25）。承山（圖40）。崑崙（圖10）。

承扶：臀部横紋中央（圖150）。

殷門：承扶下八横指（6寸）（圖150）。

兩手翻至背後，拇指按大腸兪（圖77）。關元兪。秩邊（圖115）：加強下肢血行暢通、調整肌肉和神經功能。

關元俞：第五腰椎（十七椎）棘突下旁開約二橫指處（圖151）。

【排濁】

疏導足三陽經。

一二〇、小腿抽筋

小腿抽筋指小腿肚肌肉（腓腸肌）痙攣。俗稱「轉筋」。多因寒冷刺激、過勞、登山、奔跑或局部血液循環障礙引起的，有的連腳掌、腳趾、脛部、大腿後面，手與背部也出現抽筋現象。

【按穴】

兩手拇指按陽陵泉（圖25）。合陽：通經脈、助陽氣：「陽氣者，清則養神，柔則養筋」。筋柔舒展，局部氣血得通，則疼痛得止。肌肉功能恢複正常。承山（圖40）。使局部氣血通暢，瘀祛舒筋、通則痛止。合陽：膕窩中央（委中）下二橫指（圖150）。

【排濁】

疏導足三陽經。

一二一、手足抽搐症

手足抽搐症指手足抽動發麻，僵直。發作時，肘、腕及掌指關節屈曲，指間關節伸直，大拇指內收，雙足跖屈、膝關節及髖關節屈曲，嚴重者全身骨胳肌與平滑肌均可呈痙攣。中醫認為是心肝兩經陰血耗傷，風火妄動所致。

【按特效穴點】

兩手拇指交替按曲澤（圖36）：浮火平風，滋水養筋，寧心鎮痙。

一二二、手痙攣症

手痙攣症指手指麻木、拘攣、緊握。多因風寒阻絡、氣血不通。

1. 拇、食指痙攣。

【按穴】　拇指按患側太淵（圖65），食指扣按對面陰谿（圖60）。

拇指按患側合谷（圖2）。手三里（圖35）。曲池（圖16）。臂臑（圖132）。

2. 食、中、無名指痙攣。

【按穴】　拇指按患側大陵（圖26），食指扣按對面陽池（圖65）。

拇指按患側支溝（圖83）。天井（圖145）。

3. 無名指，小指痙攣。

【按穴】　拇指按患側神門（圖26），食指扣按對面陽谷（圖31）。

拇指按患側養老（圖131）。小海（圖140）。

【排濁】

疏導手三陽經、手三陰經。

一二三、足跟痛

足跟痛多與外傷，勞損，跟骨骨刺，跟骨滑囊炎，跟腱炎，跟熱炎，跟骨骨折，骨質增生有關。症狀：久坐後難以站立。行走時疼痛更加明顯。

【按穴】　一手拇指按百會（圖11）。另一手拇、中指扣按風池（圖4）。

兩手拇指交替按兩側大陵（圖26）。

拇指按患側承山（圖40）。照海（圖86）。

拇指按患側太谿（圖53），食指扣按對面崑崙（圖10）。

【按特效穴點】

兩手交替按跟痛穴。

跟痛穴：合谷向後約一橫指（圖2）。

一二四、蕁麻疹

蕁麻疹是一種常見的過敏性皮膚病。又稱：「風疹塊」。常因進某些食物，如魚、蝦、蟹等；或接觸某些致微物質，如花粉、羽毛；或接觸某些動物，被蟲蛟；或服用抗菌素，磺胺類藥物及腸道寄生蟲等引起。症狀：皮膚突然出現瘙癢性風團。大小不等，形狀不一，呈鮮紅，或黃白色，邊界清楚，隨搔抓而增多、擴大、融合成片，有灼熱感，劇癢，一般發作迅速，消退也快。但易反覆發作，形成慢性。侵入胃腸道及喉頭粘膜可引起腹痛、腸瀉、嘔吐、呼吸困難。

【按穴】　兩手拇指交替按兩側曲池（圖16）。下都（圖66）。此穴可治各種原因引起的皮膚瘙癢。

兩手拇指按血海（圖106）：養血、行血，清熱利濕、止癢。足三里（圖18）。

1.腰以上重者。

【按穴】 拇、中指扣按風池（圖4）。

2.腰以下重者。

【按穴】 兩手拇指按三陰交（圖22）。

3.頑固性蕁麻疹。

【按穴】 中指按大椎（圖15）：祛風逐邪、溫經通陽，對外感風邪的蕁麻疹有效。身柱（圖15）。

兩手拇指交替按兩側天井（圖145）。曲澤（圖36）。後谿（圖9）：疏風瀉熱，止癢。

兩手拇指按懸鍾（圖59）。委中（圖40）。

拇指按膻中（圖47）：可行氣活血。氣行則血行，血行風自滅。風疹可癒。尤其對慢性的，病程較長，反覆發作，病情嚴重，比較頑固的患者更爲適合。

一二五、凍　瘡

凍瘡是由寒冷引起的皮膚炎症反應。多發於手背、足跟、趾、耳廓、面頰部位。青年尤其女性發病較多，經常在寒冷潮濕環境中工作者，亦易發生凍瘡。症狀：局部先蒼白後紅腫，重者出現水泡和潰爛、瘙癢、灼痛。生凍瘡的人，常在冬天復發。

1.手部。

【按穴】 拇指按患側合谷（圖2）。八邪（大、上、中、下都）（圖66）。

2.耳部。

【按穴】 拇指按患側聽會（圖135）。翳風（圖24）。

3.腳部。

【按穴】 拇指按患側太谿（圖53），食指扣按對面的崑崙（圖10）。拇指按解谿（圖39）。八風。

八風：足五趾歧縫間，左右共八穴（圖147）。

4.面部。

【按穴】 拇指按患部顴髎（圖41）。

【排濁】 從患處往出抓病氣。

一二六、瘧　疾

瘧疾是瘧原蟲所致的傳染病。由瘧蚊傳播。好發於蚊子活動季節。症狀：起病急劇，具有周期性、間歇性、陣發性的發病特點。可分：⑴發冷期：有劇烈的寒戰，約持續二十分鐘至一小時左右。⑵發熱期：寒戰停止後繼見高熱。體溫可達四十～四一度。持續四～六小時。頭痛如裂，伴有嘔吐。⑶出汗期：高燒後大量出汗、體溫下降、患者疲乏、欲睡。間日瘧每隔四十八小時發作一次。隨著高燒次數的增多，脾臟逐漸增大且出現貧血。

【按穴】　在發瘧前二小時，拇指按大椎（圖15）。陶道。身柱（圖15）。

陶道：第一椎節下陷中（圖15）。

兩手拇指按足三里（圖18）。

兩手拇指交替按兩側合谷（圖2）。後谿（圖9）。間使（圖142）。

【隨症取穴】

1.熱盛。

【按穴】　兩手拇指交替按兩側關衝（圖21）。商陽。

商陽：食指橈側，去爪甲約一分處（圖149）。

2.頭痛。

【按穴】　拇、中指扣按太陽（圖4）。頭維（圖1）。

【按特效穴點】

兩手拇指交替按兩側瘧門穴。

瘧門穴：手背面，中指與無名指之間，赤白肉際處（圖149）。

【排濁】

疏導足三陰經。

一二七、中　暑

中暑是在烈日或高溫下，長時間停留工作時容易發生的急性病。俗稱：「發痧」。體質虛弱或體力過於疲勞的情況下更易發生。症狀：頭昏頭痛，面色蒼白，噁心，口唇乾燥，身熱少汗或無汗。重者可見高熱，氣短心慌，神志欠清，汗多肢冷，甚至昏迷，四肢抽搐。

【按穴】　一手拇指按印堂（圖1）。另一手拇、中指扣按太陽（圖4）。

兩手拇指交替按兩側合谷（圖2）。少商（圖91）。關衝（圖21）。曲澤（圖36）。

兩手拇指按委中（圖40），湧泉（圖61）。足三里（圖18）。

拇指按人中（圖23）。

一二八、多汗症

多汗症常為某些疾病的共有症狀，而非獨立的疾病。

1.全身或局部汗腺過度分泌。汗腺是由交感神經系統的纖維所支配。出汗中樞或脊髓受興奮或其功能障礙時，均可導致生理或病理性出汗過多。

【按穴】　兩手拇指交替按兩側合谷（圖2），後谿（圖9）。兩手拇指按復溜（圖104）。

2.高血壓的人交感神經都異常興奮，故其汗液與皮質分泌也較常人旺盛。肺臟是調整排汗量器官，所以按肺經有關穴位，可以止汗。

【按穴】　兩手在胸前交叉，中指按中府（圖55）。兩手拇指交替按太淵（圖65）。一手從肩頭探下，中指按兩側肺俞（圖58）。

3.陰虛火擾，盜汗發熱。「汗為心之液」虛火內擾，迫津外泄。故清心瀉火可止盜汗。

【按穴】　兩手拇指交替按兩側陰郄（圖75）。

兩手拇指按太谿（圖53）。行間（圖87）。

一二九、水　腫

水腫指水液瀦留於皮下組織，分細胞內和細胞外水腫。以功能性原因爲常見。器質性原因以心、肝及腎臟症患最多見。水腫處皮膚發亮、按之凹陷或不凹陷。可隨體位改變亦減輕或加重。

【按穴】 拇指按水分（圖62），中指扣按中極（圖62）。

兩手拇指交替按兩側內關（圖5）。

兩手拇指按陽陵泉（圖25）。三陰交（圖22）。

兩手翻至背後，拇指按腎俞（圖28）。膀胱俞（圖63）。

1.**眼皮浮腫：**一般由貧血、高血壓等原因引起的。

【按穴】 兩手拇指按血海（圖106）：此穴能改善血液循環，對生理痛和腰痛也有效。

2.**臉部**、**脚部浮腫：**由於體內水分經循環後沒有變成尿液排除。停滯在臉部、脚部引起浮腫。

【按特效穴點】 拇指按水分（圖62）。食物在胃消化後，營養爲脾臟所吸收而化成能量。剩下的再進入小腸。在小腸口處分離成水分或殘渣。水分自膀胱到尿道，殘渣即到肛門。而此穴就在小腸口處，因此它可以化解浮腫的現象。

一三〇、驚 悸

驚悸指自覺心中悸動，驚悸不安，甚至不能自主的一種病症。多因突受驚嚇引起的。驚則氣亂，恐則傷腎。以致心驚神搖，不能自持，稍有動驚則心悸不已。

【按穴】 一手拇指按陰交（圖118）。另一手拇、中指扣按風池（圖4）。

兩手拇指交替按兩側神門（圖26）。此穴可調暢氣血、安神定驚。大陵（圖26）。郄門（圖48）。尺澤（圖43）。

兩手拇指按血海（圖106）。足三里（圖18）。

兩手翻至背後，拇指按脾俞（圖28）。

一手從肩頭探下，中指按兩側肺俞（圖58）。心俞（圖49）。

一三一、出　血

1. 肺結核咯血

【按穴】　兩手拇指交替按兩側止紅。孔最（圖85）：此穴對支氣管擴張並感染咯血，鼻衄等也同樣有止血作用。

【按特效穴點】

止紅：自腕橫紋至肘橫紋分爲三等分，在其上三分之一處，（郄門上三橫指）（圖142）。

左（右）手中指按右（左）銀口（圖100）。

2. 吐血

(1)胃中積熱。

【按穴】　拇指按上脘。

上脘：臍上七橫指（五寸）（圖148）。

兩手拇指交替按兩側郄門（圖48）。

兩手拇指按內庭（圖3）。

(2)肝火犯胃。

【按穴】　兩手拇指交替按兩側勞宮（圖70）。兩手拇指按不容。梁丘（圖67）。太衝（圖12）。地五會。

不容：臍上兩個四橫指（6寸）（巨闕）旁開兩橫指（圖148）。

地五會：第四、五趾縫上一橫指半（圖147）。

(3)脾胃虛弱。

【按穴】　拇指按中脘（圖17）。兩手拇指按足三里（圖18）。隱白。

隱白：拇趾內側爪甲角約一分處（圖144）。

兩手翻至背後，拇指按脾俞（圖28）。胃俞（圖68）。

【按特效穴點】

一手翻至背後，拇指按血愁。

血愁：在第二腰椎棘突上（圖151）。

3.便血

(1)脾胃虛弱。

【按穴】　拇指按關元（圖62）。兩手拇指按足三里（圖18）。太白（圖27）。會陽。

會陽：尾骨下端之兩側，臀大肌起始部（圖151）。

(2)大腸濕熱。

【按穴】　拇指按關元（圖62）。

兩手中指按次髎（圖115）。上巨虛（圖67）。承山（圖40）。

【按特效穴點】

同上。

4. 尿血

(1)陰虛火旺。

【按穴】拇指按關元（圖62）。

兩手拇指按陰谷（圖103）。太谿（圖53）。大敦（圖87）。

(2)火心亢盛。

【按穴】　拇指按關元（圖62）。

兩手拇指交替按兩側勞宮（圖70）。

兩手拇指按然谷。

然谷：足內踝前大骨（舟狀骨）下陷中（圖144）。

【按特效穴點】

左（右）手翻至背後，中指按右（左）尿血（圖115）。

一三二、痤瘡

痤瘡俗稱「粉刺」、「酒刺」、「青春痘」。多發於男女青年。初起可見黑色圓椎形丘疹，擠壓可見黃白色半透明樣皮脂分泌物，漸在丘疹周圍形成炎症。丘疹頂端有小膿泡。吸收後遺留暫時性色素沉著或瘢痕。多長在臉上，極易感染或反覆發作。嚴重的可毀壞面容。

【按穴】 中指按大椎（圖15）。兩手拇指交替按兩側合谷（圖2）。曲池（圖16）。

一三三、皮膚粗糙

皮膚粗糙是由疲勞、精神壓力、失眠、便秘等，使體內老化廢物不斷積累，至使肝臟機能降低引起的。

【按穴】 拇指按中脘（圖17）。

小臂在胸前交叉，左（右）按右（左）側中府（圖55）。
兩手中指交替按肩髃（圖35）。
兩手翻至背後，拇指按腎俞（圖28）。

一三四、抗衰老

人過五十歲隨著某一個或更多的生理環節功能逐漸減弱，便呈現衰老現象。如果能堅持按壓有關穴位，激發內分泌腺（睪丸、卵巢、垂體、腎上腺、甲狀腺）。可增強腺體的活性並恢復功能。可使新細胞再生，完全能控制或減緩衰老過程。

【按穴】　一手拇、食指扣按攢竹（圖45）。另一手拇、中指扣按天容（圖94）。
一手食、中指扣迎春（圖45）。另一手拇、中指按風池（圖4）。
拇、食指扣按地倉（圖41）。
兩手拇指交替按兩側合谷（圖2）。內關（圖5）。
兩手拇指按期門（圖71）。足三里（圖18）。湧泉（圖61）。
一手拇指按膻中（圖47），中指扣按中脘（圖17）。另一手食指按氣海（圖52），中指扣按關元（圖62）。

兩手翻至背後，中指按肝俞（圖28），拇指按脾俞（圖28）。胃俞（圖68）。腎俞（圖28）。

一三五、減　肥

男性身高（公分）一〇〇爲標準體重（公斤）。女性身高（公分）減去一〇二爲標準體重。超過標準體重二〇％爲肥胖症。肥胖與營養過剩，活動量小、遺傳、內分泌異常等因素有關。肥胖患者全身均勻性肥胖。中年婦女較多出現腹部脂肪淤積，腰圍增粗。並伴有氣促、倦怠、月經減少、動作遲緩、外觀不好看，還有許多不良影響，如與標準體重人比較，患糖尿病是四～五倍，肝硬化是八倍，膽囊炎是五、六倍。還容易患慢性腎炎、高血壓、心臟病等疾病。中醫認爲肥胖是由於脾失健運、氣虛濕滯、胃強脾弱、濕熱內蘊，以致水液代謝失調，脂濁淤積於體內所致。

【按穴】　拇指按水分（圖62）。中指扣按關元（圖62）：此穴可影響小腸消化和吸收功能。增加排便量，可使代謝增強。

兩手拇指按帶脈（圖111）。

【按特效穴點】

1.兩手拇指按梁丘（圖67），公孫（圖27）。此兩穴能抑制胃蠕動和胃酸分泌。故而能減弱脾、胃受納消化功能。達到控制食慾的目的。

2.兩手拇指按聽宮（圖64），聽會（圖135）。此兩穴能控制食慾，減肥效果較好。

3.拇指按陰交（圖118）。兩手中指按外陵。

外陵：陰交旁開兩橫指（圖148）。

一三六、戒　煙

抽煙往往引起肺癌而導致喪生，多年抽煙死於急性的心肌梗塞、中風和心臟猝停的也不少。

【按穴】　兩手拇指交替按兩側戒煙靈。此穴是美國針灸醫生發現的。

戒煙靈：在手腕橈側，位於列缺（圖13）。與陽谿（圖60），之間。

一三七、醉酒

酒精經過胃與腸的吸收後，到了肝臟即會成爲中間代謝物的乙醛，帶有強烈的毒性。

不勝酒力的人體內酵素很少，酒精積存在血液中無法分解，會出現頭痛、噁心、嘔吐等症狀，重者還會造成胃炎。

【按穴】　拇指按中脘（圖17）。食指按素髎（圖23）。一手拇、食指扣按天樞（圖62）。另一手拇指按水分（圖62），食指扣按陰交（圖118）。食、中指扣按肓俞（圖62）。

一三八、藥物毒性反應

藥物毒性反應是指口服或注射藥物後而引起的不良反應。一般表現爲頭暈、目眩、噁心、煩躁、汗出、心慌、心悸、嘔吐、脈促等症。

【按穴】　兩手拇指交替按內關（圖5）。此穴有清心、寧神之功。

一三九、腋　臭

腋臭指穢氣從腋下發出的皮膚病。天熱汗多時最明顯。汗液常爲淡黃色。患者外耳道同時有稀薄柔軟的耵聹。除腋窩外、陰部、肛門和乳暈等大汗腺分布的部位亦偶有同樣臭味，但較輕。本病開始於青春期、青壯年時期較爲嚴重，老年時期則逐漸減輕或消失。女性多於男性。

汗乃血之餘，又爲心之液、爲肺所主。心液外溢，皮腠不宣，故心之液鬱久則化熱而臭。

【按穴】　兩手拇指交替按兩側極泉：使汗液分泌歸經，玄府開張宣散，腋臭得除。極泉：舉臂，腋窩中兩筋間動脈應手處（圖125）。

一四〇、一氧化碳中毒

一氧化碳是無色、無味、無刺激的氣體。人體吸入後引起組織缺氧。中毒初期有頭痛、頭暈、耳鳴、眼花、乏力、噁心、嘔吐、心悸、胸悶、氣短、呼吸困難。嚴重時神志不清、昏迷、驚厥、抽搐，最後因呼吸衰竭，循環衰竭而死亡。

【按穴】　拇指按人中（圖23）：開竅醒腦，加強呼吸，使全身組織缺氧狀況很快得到改善。迅速脫離危險，又免於後遺症。

主要參考文獻

《臟腑經絡學說》天津中醫院主編。天津科學技術出版社。
《經絡腧穴學》李海燕。華夏出版社。
《禪、道氣功養心術》漆浩。北京體育學院出版社。
《人體氣覺—丫法》姚貞秀。華夏出版社。
《針灸治療百病薈萃》楊慶雲。四川科學技術出版社。
《針灸有效病症》方幼安，陳業孟。上海翻譯出版社。
《實用針灸處方手冊》錢眞良。江蘇科學技術出版社。
《實用針灸治痛手冊》盛燦若。江蘇科學技術出版社。
《常見病針灸療法》梁華龍。北京科學技術出版社。
《常見百病針灸點按穴法圖解》王毅剛，趙鴻鳴。科技文獻出版社重慶分社。
《經外奇穴臨床應用》南景楨。中國醫藥，科技出版社。
《人體信息氣功診治法》葉芳揚。陝西科學技術出版社。
《神奇的普拉尼克氣功》蔡國瑞。北京科學技術出版社。

《周易八卦指針療法》解佩啓。北京體育學院出版社。
《特效點穴袪病健身法》徐建軍。學苑出版社。
《自我指壓術》李學文，段煉。北醫大、中國協和醫大聯合出版。
《點穴治大病》王敬芳。四川科學技術出版社。
《實用經穴按摩》王傳貴。北京外交出版社。
《實用針灸處方》歐廣生。三環出版社。
《點穴療法》黃鼎堅。廣西科學技術出版社。
《中國針灸獨穴療法》陳德成，王慶文。吉林科學技術出版社。
《峨嵋臨濟氣功》巨贊。北京體育學院出版社。
《點穴絕技珍本、秘本匯編》王俊雄等。吉林科學技術出版社。
《實用針灸處方》歐廣生。三環出版社。
《足療治百病》紀青山、李杰。吉林科學技術出版社。

導引養生功

全系列為彩色圖解附教學光碟

張廣德養生着作　每冊定價 350 元

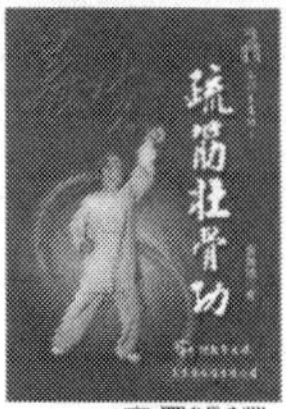

定價350元

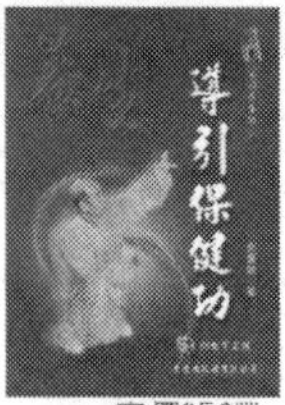

定價350元

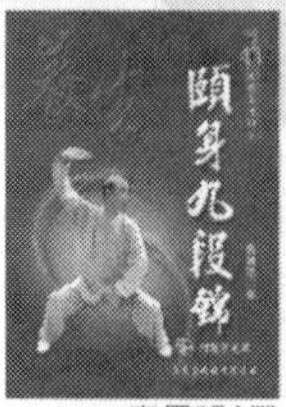

定價350元

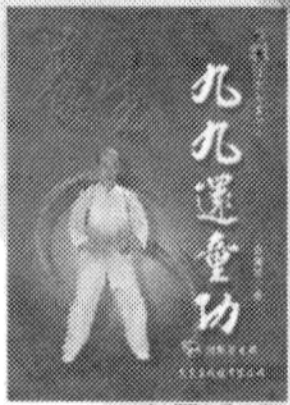

定價350元

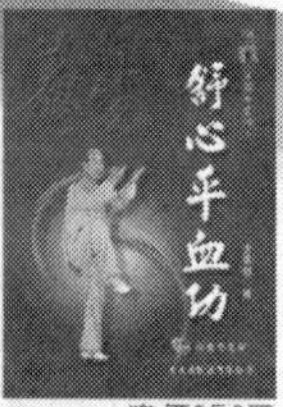

定價350元

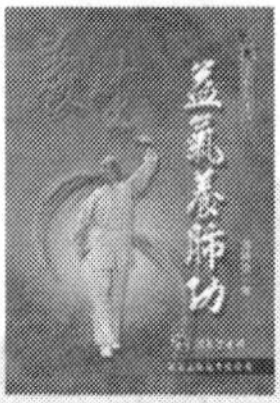

定價350元

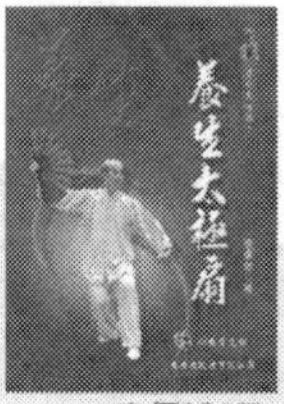

定價350元

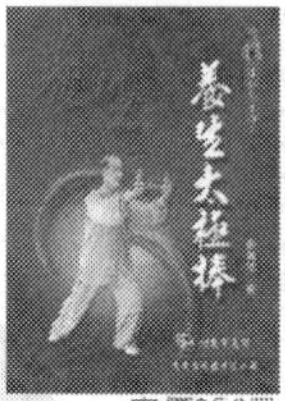

定價350元

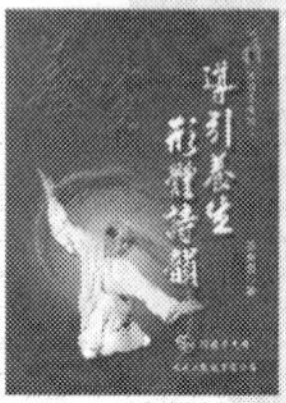

定價350元

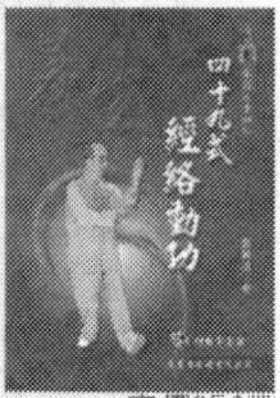

定價350元

輕鬆學武術

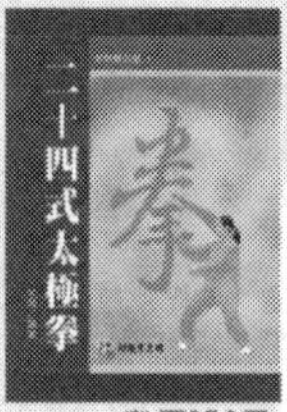

定價250元

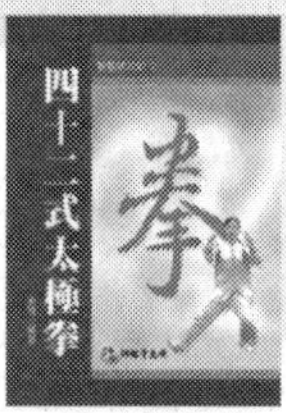

定價250元

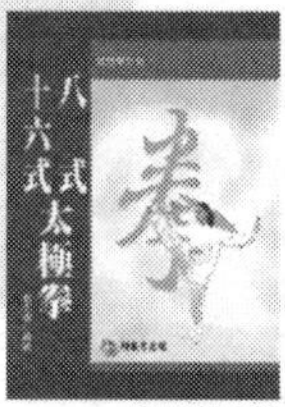

定價250元

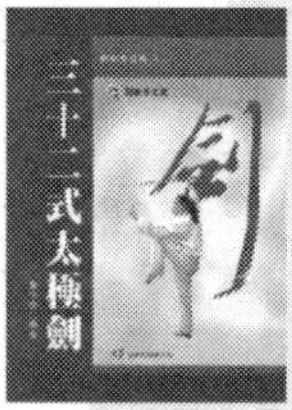

定價250元

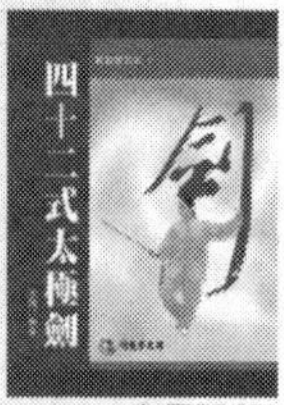

定價250元

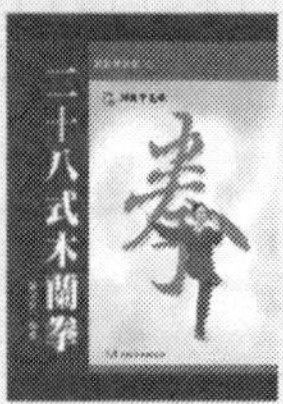

定價250元

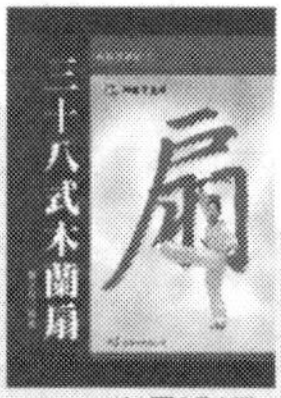

定價250元

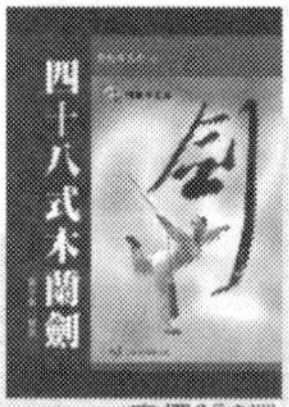

定價250元

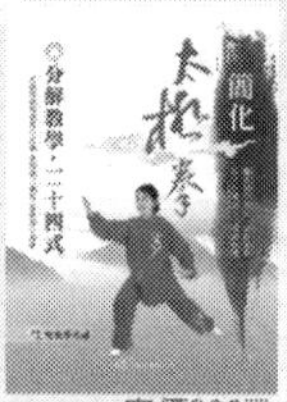

定價280元

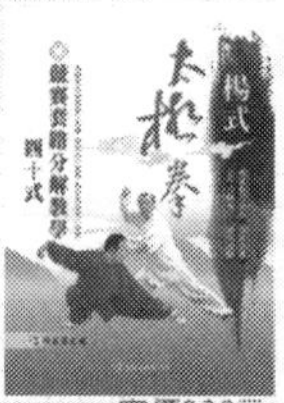

定價330元

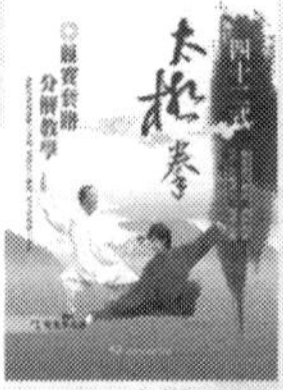

定價250元

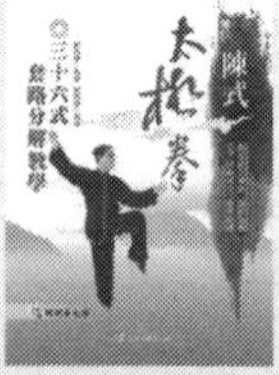

定價250元

太極跤

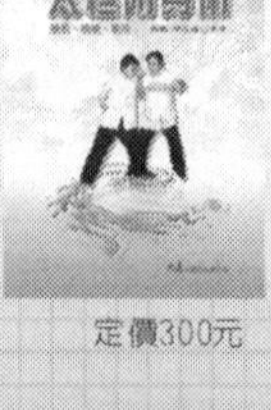

定價300元

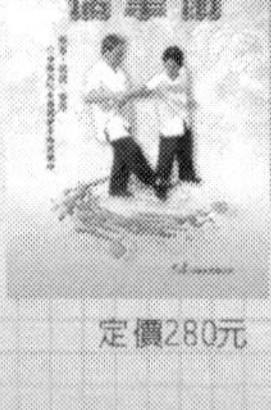

定價280元

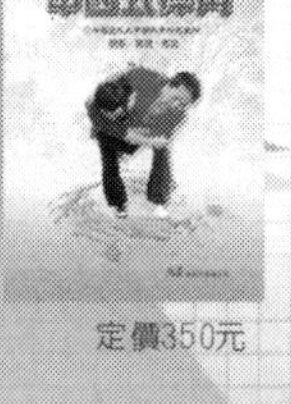

定價350元

歡迎至本公司購買書籍

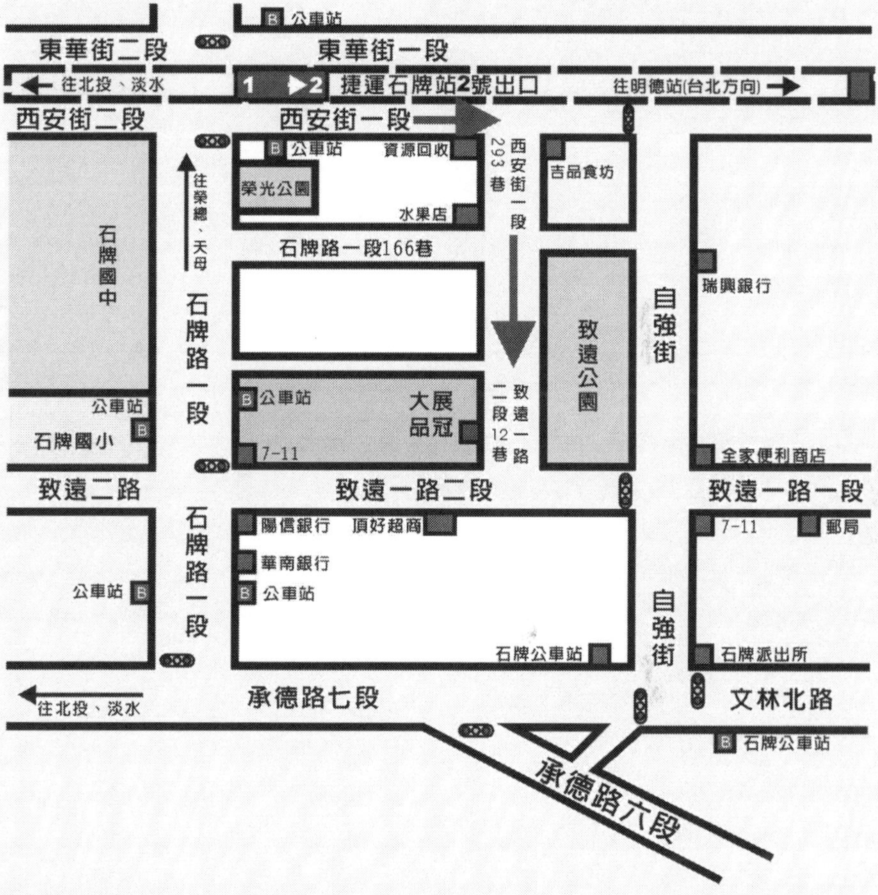

建議路線

1.搭乘捷運．公車

淡水線石牌站下車，由石牌捷運站2號出口出站(出站後靠右邊)，沿著捷運高架往台北方向走(往明德站方向)，其街名為西安街，約走100公尺(勿超過紅綠燈)，由西安街一段293巷進來(巷口有一公車站牌，站名為自強街口)，本公司位於致遠公園對面。搭公車者請於石牌站(石牌派出所)下車，走進自強街，遇致遠路口左轉，右手邊第一條巷子即為本社位置。

2.自行開車或騎車

由承德路接石牌路，看到陽信銀行右轉，此條即為致遠一路二段，在遇到自強街(紅綠燈)前的巷子(致遠公園)左轉，即可看到本公司招牌。

國家圖書館出版品預行編目資料

意氣按穴排濁自療法 / 黃啟運 編著
—初版—臺北市：大展，民87
面；21公分—（養生保健；25）
ISBN 957-557-835-X（平裝）
1.導引 2.氣功 3.治療法
413.94　　87007748

行政院新聞局局版臺陸字第100918號核准
中國國際廣播出版社授權中文繁體字版

意氣按穴排濁自療法

編 著 者／黃　啟　運
發 行 人／蔡　森　明
出 版 者／大展出版社有限公司
社　　址／台北市北投區（石牌）致遠一路2段12巷1號
電　　話／(02) 28236031・28236033・28233123
傳　　真／(02) 28272069
郵政劃撥／01669551
網　　址／www.dah-jaan.com.tw
E-mail／service@dah-jaan.com.tw
登 記 證／局版臺業字第2171號
承 印 者／國順文具印刷行
裝　　訂／協億印製廠股份有限公司
排 版 者／弘益電腦排版有限公司
初版1刷／1997年（民87年） 8月
初版2刷／2004年（民93年） 8月
定價／300元